여름날 초록처럼
너를 사랑해

여름날 초록처럼 너를 사랑해 : 밝고 건강한 아기를 위한 감성 태교동화

초판 발행 2016년 5월 10일
2쇄 발행 2018년 5월 21일

지은이 김혜정 / **그린이** 김혜림 / **펴낸이** 김태헌
총괄 임규근 / **책임편집** 권형숙 / **디자인** 인앤아웃
영업 문윤식, 조유미 / **마케팅** 박상용, 송경석, 조승모, 변지영, 박수미 / **제작** 박성우, 김정우

펴낸곳 한빛라이프 / **주소** 서울시 서대문구 연희로2길 62
전화 02-336-7129 / **팩스** 02-325-6300
등록 2013년 11월 14일 제2013-000350호 / **ISBN** 979-11-85933-38-2 13590

한빛라이프는 한빛미디어(주)의 실용 브랜드로 우리의 일상을 환히 비추는 책을 펴냅니다.

이 책에 대한 의견이나 오탈자 및 잘못된 내용에 대한 수정 정보는 한빛미디어(주)의 홈페이지나 아래 이메일로 알려주십시오. 잘못된 책은 구입하신 서점에서 교환해 드립니다. 책값은 뒤표지에 표시되어 있습니다.
한빛미디어 홈페이지 www.hanbit.co.kr / 이메일 ask_life@hanbit.co.kr
한빛라이프 페이스북 @hanbit.pub / 인스타그램 @hanbit.pub

Published by HANBIT Media, Inc. Printed in Korea
Copyright © 2016 김혜정, 김혜림 & HANBIT Media, Inc
이 책의 저작권은 김혜정, 김혜림과 한빛미디어에 있습니다.
저작권법에 의해 보호를 받는 저작물이므로 무단 복제 및 무단 전재를 금합니다.

지금 하지 않으면 할 수 없는 일이 있습니다.
책으로 펴내고 싶은 아이디어나 원고를 메일 (writer@hanbit.co.kr) 로 보내주세요.
한빛라이프는 여러분의 소중한 경험과 지식을 기다리고 있습니다.

밝고 건강한 아기를 위한
감성 태교동화

여름날 초록처럼 너를 사랑해

글 김혜정 | 그림 김혜림
추천 주정경(송파고은빛산부인과 원장)

한빛라이프

들어가는 글

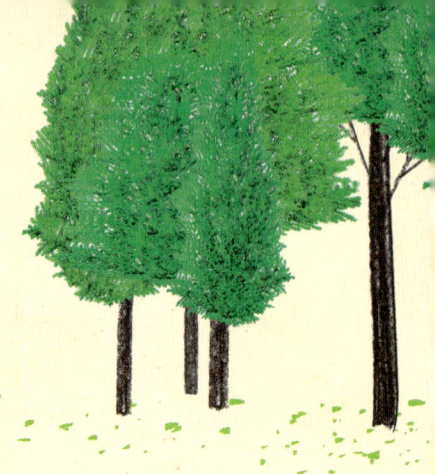

소중한 아기에게 주고 싶은 것

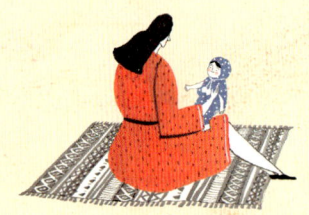

제게 2014년의 여름은 아주 특별한 시간이었어요.

그해 7월 31일에 저희 아기가 온 걸 처음으로 알게 되었지요. 달마다 찾아오는 손님이 며칠이 지나도 오지 않았고, 혹시나 하는 마음에 두근거리며 임신테스트기를 해봤어요. 선명한 두 줄을 본 순간의 감격을 아직도 잊지 못한답니다.(아마 다들 그러시겠죠?)

내가 드디어 엄마가 된다니!

오랜 시간 아기를 기다렸지만, 막상 임신을 하고 보니 정신이 하나도 없었어요. 어떻게 태교를 하면 좋을지부터 시작하여, 과연 나는 좋은 엄마가 될 수 있을까 걱정이 되었어요. 그러던 중 깨닫게 되었어요. 아기가 배 속에서 자라는 280일은 엄마인 나도 준비를 할 수 있는 시간이구나, 라는 걸요.

태교는 배 속 아기와 엄마가 함께 자라며 세상에 나올 준비를 하는 일이에요. 부모만 아이를 자라게 하는 게 아니라 아이도 부모를 자라게 한대요. 엄마, 아빠라는 이름으로 새롭게 태어나게 해 주잖아요.

배를 쓰다듬으며 아기에게 말을 걸었어요.
"네가 어떻게 자라면 좋을까?"

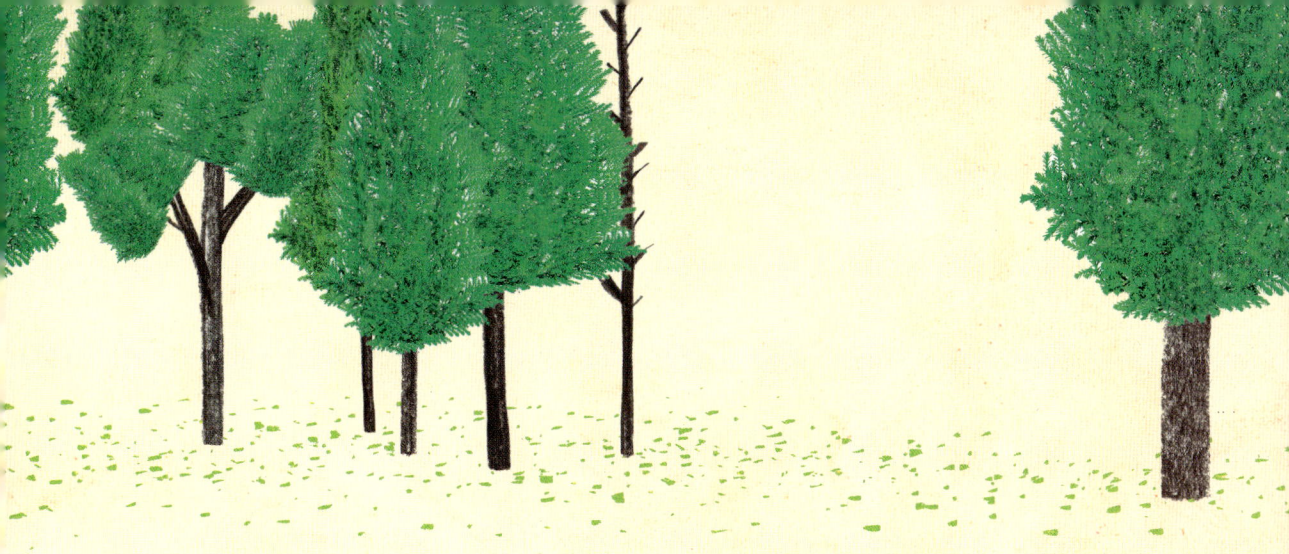

"나는 어떤 엄마가 되면 좋을까?"
가장 먼저, 우리 아이가 건강한 아이였으면 좋겠다고 생각했어요. 배 속에서 무럭무럭 잘 자라서 몸도 튼튼, 마음도 튼튼한 아이가 되길 기도했어요.
그 다음은 사랑을 할 줄 아는 아이, 지혜로운 아이, 용기를 내는 아이, 행복한 아이가 차례대로 떠올랐어요.

여기 나와 있는 '건강', '사랑', '지혜', '용기', '행복'은 소중한 우리 아기에게 제가 주고 싶은 것들이에요. 이 다섯 가지에 맞는 이야기들을 하나씩 하나씩 찾아나가며 배 속 아기에게 들려주었어요.

매일 아기에게 이야기를 들려주면 좋겠지만 그게 쉽지만은 않더라고요. 한 주에 한 편씩, 여기 나와 있는 이야기를 들려주면서 아기에게 말을 걸면 좋을 거예요.

걱정되는 마음을 기대로 바꾸며 차근차근 엄마, 아빠가 될 준비를 하세요.

당신의 임신을 진심으로 축하드리며,
김혜정

이 책의 구성

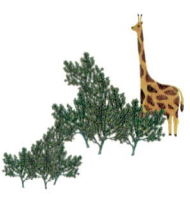

아기에게 전하고 싶은 다섯 가지 가치
많은 이야기 중 건강, 사랑, 지혜, 용기, 행복을 노래하는 36편의 이야기를 모았습니다.

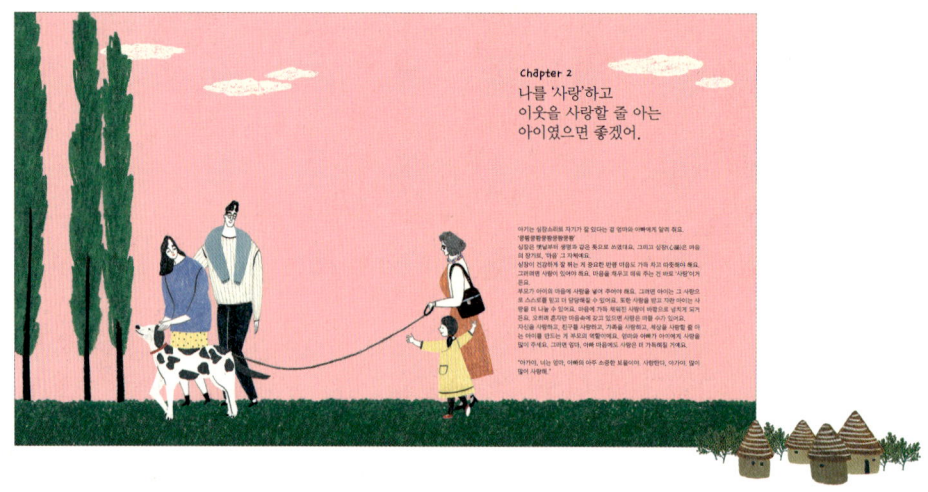

매주 한 편씩, 아이에게 말하듯이 읽어 주는 태교동화와 태담
'여는 태담 – 이야기 – 마무리 태담'으로 아이와 자연스러운 대화를 가능하게 해 줍니다.

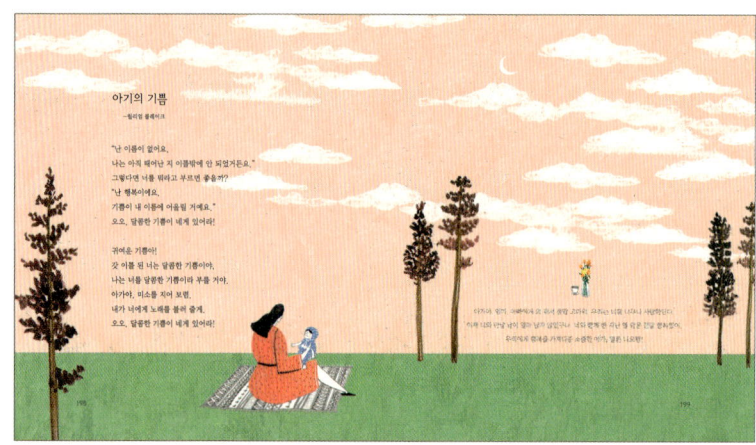
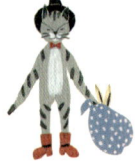

이렇게 읽어 주세요

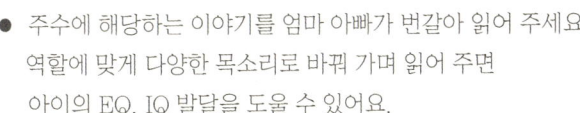 태아는 외부에서 들려오는 다양한 소리 중 임신 기간 동안 태담을 들려준 엄마와 아빠의 소리를 기억한다고 하지요. 그래서 갓난아기들은 여러 사람의 목소리 중에서 엄마 목소리를 꼭 집어 알아내고, 아빠의 목소리에 반응하는 모습을 볼 수 있습니다. 심지어 엄마가 자주 불렀던 노래를 태어난 후 좋아하게 되는 경우도 있습니다.

이처럼 배 속에 있는 아이가 가장 먼저 하는 경험이 바로 듣기입니다. 그렇기 때문에 엄마, 아빠가 배 속의 아이에게 말을 걸어 주고, 동화책을 읽어 주고, 배를 쓰다듬어 주며 아이와 교감하는 시간이 필요합니다.

- 하루 일과를 마감하는 저녁, 편안한 옷으로 갈아입어요.
- 엄마 아빠가 함께 앉아 책을 펼칩니다.
- 주수에 해당하는 이야기를 엄마 아빠가 번갈아 읽어 주세요. 역할에 맞게 다양한 목소리로 바꿔 가며 읽어 주면 아이의 EQ, IQ 발달을 도울 수 있어요.

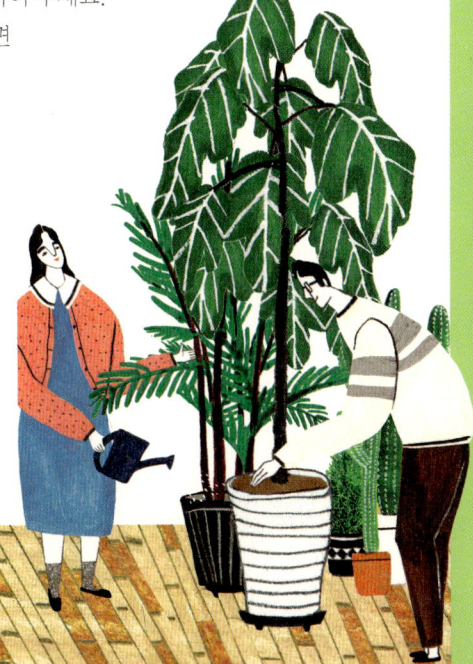

임신 주수별 태아 정보

5주	아기가 만들어지기 시작하는 시기로, 엄청난 세포분열을 통해서 혈액세포, 신장세포, 신경세포가 나타납니다. 초음파로 아기집이 보이고 심장 소리도 들을 수 있어요.
6~7주	팔 다리의 싹이 나타나고 눈과 귀가 생기기 시작합니다. 혈관에 피도 흐르게 됩니다. 키 1cm
8주	팔 다리가 길어지고 손과 발이 생기기 시작합니다. 폐가 생기는 시기입니다.
9주	발가락이 보이기 시작합니다.
10주	눈꺼풀이 나타나고 얼굴의 윤곽도 더욱 뚜렷해집니다. 키 3.1cm / 몸무게 4g
11~12주	성기가 나타나고 제대로 된 사람의 모습을 갖추는 시기입니다. 키 5.4cm / 몸무게 14g
13~14주	주먹을 쥘 수 있고 치아의 싹이 나타나기 시작합니다.
15~18주	피부가 유리처럼 투명하고 아기의 머리 위에 솜털처럼 가는 머리카락이 나타납니다. 가끔 입으로 손을 빠는 모습을 보이기도 합니다.

19~20주	태아는 이제 들을 수 있고, 삼킬 수도 있습니다. 본격적인 태동이 느껴지는 시기입니다. 키 21cm / 몸무게 약 300g
21~22주	아기의 솜털이 전신을 덮게 되고 눈썹과 손톱이 생기는 시기입니다. 태변이 아기의 장에서 만들어지기 시작합니다. 키 27.8cm / 몸무게 430g
23~25주	아기가 지방을 비축할 수 있게 되어 살이 오르기 시작하며, 뼈에서는 적혈구 같은 혈액세포를 만들기 시작합니다. 키 31.5cm / 몸무게 700g
26~28주	아기가 큰 소리에 깜짝 놀라기도 하고 눈썹이 더욱 짙어지고 지문도 나타납니다. 키 40cm / 몸무게 1kg
29~30주	눈을 떴다 감았다 할 수 있고, 폐의 성숙을 돕는 폐계면활성제를 만들어 냅니다. 키 42cm / 몸무게 1.3kg
31~34주	많은 지방을 비축하여 급속하게 성장합니다. 리듬감 있게 호흡하는 모습도 나타나고 이때부터 철, 칼슘, 인을 비축하기 시작합니다. 키 45cm / 몸무게 2.1kg
35~36주	아기의 움직임이 줄어드는 대신 전보다 조금 더 무게감 있게 움직입니다. 키 47.5cm / 몸무게 2.5kg
37~40주	아기는 이제 드디어 세상에 나올 준비를 마쳤습니다. 솜털은 어깨와 가슴 부위에만 남아 있고 손톱은 손톱 너머까지 자라게 됩니다. 머리카락이 거칠어지고 두꺼워집니다. 키 50~55cm / 몸무게 2.8~3.4kg

차
례

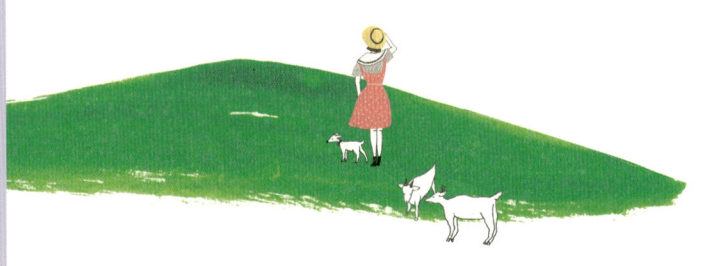

들어가는 글 ·· 4
이 책의 구성 ··· 6
이렇게 읽어 주세요 ··· 7
임신 주수별 태아 정보 ·· 8

Chapter 1
몸도 마음도 '건강'한 아이였으면 좋겠어

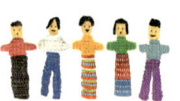

5주 · 우리가 너의 걱정 인형이 되어 줄게 걱정 인형 ······················· 17
6주 · 욕심은 끝이 없는 거야 미다스 왕 이야기 ······························· 23
7주 · 그대 자신이 되어라 가재가 된 새우 ·· 29
8주 · 베푸는 게 나를 채우는 거야 바보 이반 ··································· 33
9주 · 흔들리는 세상에서 소신을 가진다는 것 아이들에 대하여 ···· 37
10주 · 마음이 큰 씩씩한 아이 주먹이 ·· 41
11주 · 무엇보다 건강이 제일 중요하단다 어느 부자의 후회 ········· 47
12주 · 소나무처럼 건강하고 푸르게 소나무 ······································ 53

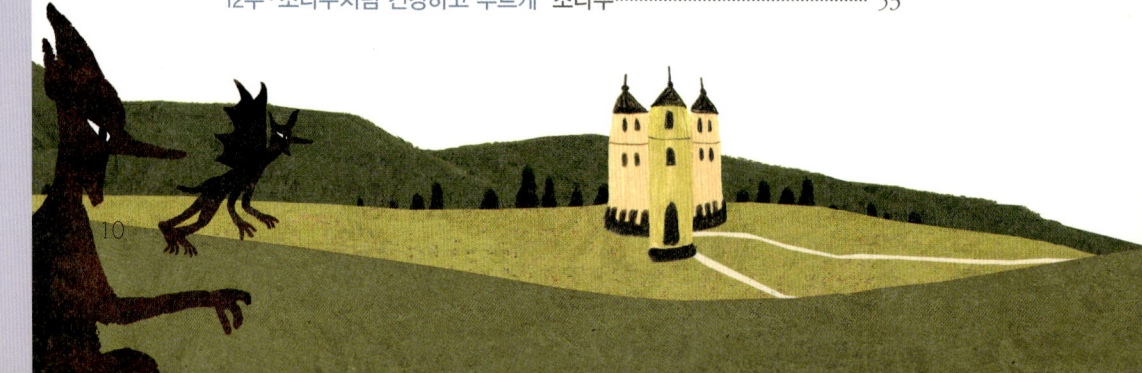

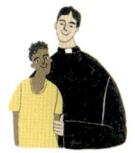

Chapter 2

나를 '사랑'하고
이웃을 사랑할 줄 아는
아이였으면 좋겠어

13주 · 나의 사랑하는 친구에게 알프스 소녀 하이디 ········ 57
14주 · 한 사람이 베푼 거대한 사랑 이태석 신부 이야기 ········ 61
15주 · 사랑이라는 묘약을 너에게 주고 싶어 가벼운 공주 ········ 67
16주 · 사랑하기 때문에 사랑하는 거야 사랑하는 까닭 ········ 73
17주 · 용서가 필요해 레 미제라블 ········ 77
18주 · 나눌 줄 아는 마음을 줄게 만년샤쓰 ········ 83
19주 · 널 사랑해서 모든 걸 줄 거야 선물 ········ 89
20주 · 그 어떤 것도 막지 못한 사랑 모딜리아니 이야기 ········ 93

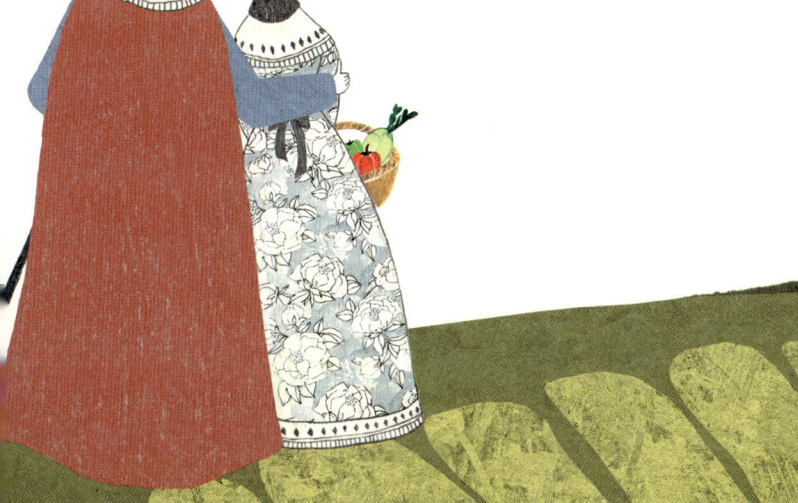

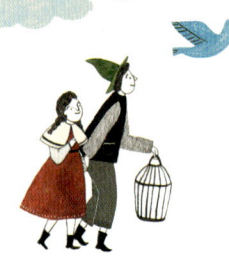

Chapter 3
살아가면서 얻는 '지혜'의 소중함을 아는 아이라면 좋겠어.

21주 · 언제나 맑은 정신으로 깨어 있길 완두콩 공주················ 101

22주 · 참된 아이로 자라나길 채근담··················· 105

23주 · 위기를 이겨 낸 재치 영리한 농부의 딸··············· 109

24주 · 준비하는 사람이 되어야 해 고슴도치 치치의 겨울·········· 115

25주 · 현명한 부모가 현명한 아이를 기른다 한석봉 이야기········· 119

26주 · 이 또한 지나가리라 다윗왕과 솔로몬 왕자·············· 123

27주 · 현명한 사람이 되길 며느리 시험·················· 127

28주 · 기지가 필요해 장화 신은 고양이·················· 131

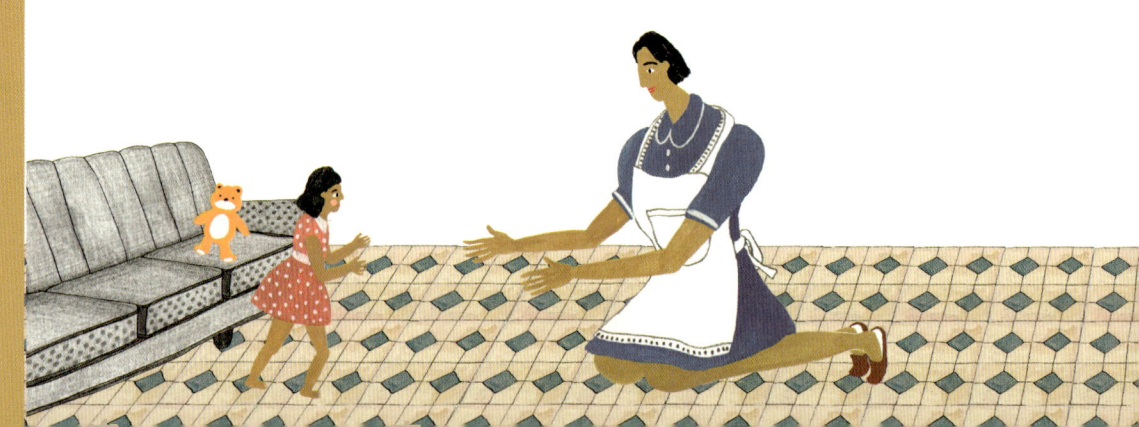

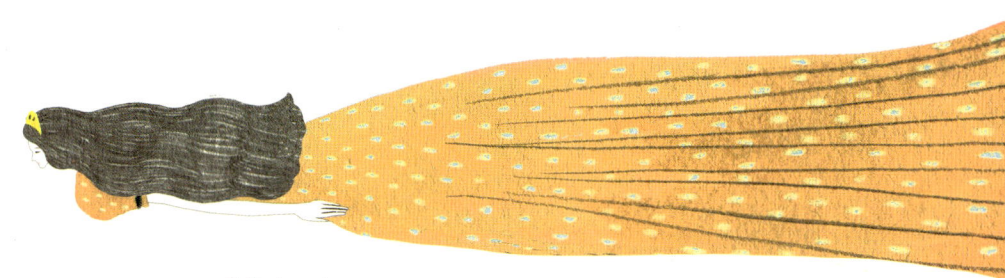

Chapter 4
불의에 맞서는 '용기'를 가진, 멋진 아이였으면 좋겠어.

29주 · 시련에 굴복하지 않을 거야 헤라클레스의 열두 가지 과업 ········· 139
30주 · 나는 도전하고 또 도전할 거야 윌마 루돌프 ···················· 145
31주 · 나는 포기하지 않아 그만두지 마라 ························ 151
32주 · 진짜 공주, 진짜 왕자가 되렴 바리공주 ······················ 155
33주 · 작다고 얕보지 마 북치는 소년 ··························· 159
34주 · 용기가 이뤄 낸 기적 그레이스 달링 ······················· 165
35주 · 나는 내가 지킬 거야 피터팬 ···························· 171
36주 · 두려움에 맞서다 레오나드의 용기 ························· 175

Chapter 5
작은 것에서 희망을 발견하고 진짜 '행복'을 아는 아이였으면 좋겠어.

37주 · 삶에는 좋은 일도, 나쁜 일도 있어 새옹 이야기 ················ 183
38주 · 행복은 우리 곁에 있어 파랑새 ··························· 187
39주 · 자신의 삶에 만족하는 사람이 되자 매일 불평하는 남자 ············ 191
40주 · 너의 존재 자체가 엄마, 아빠의 행복이란다 아기의 기쁨 ··········· 197

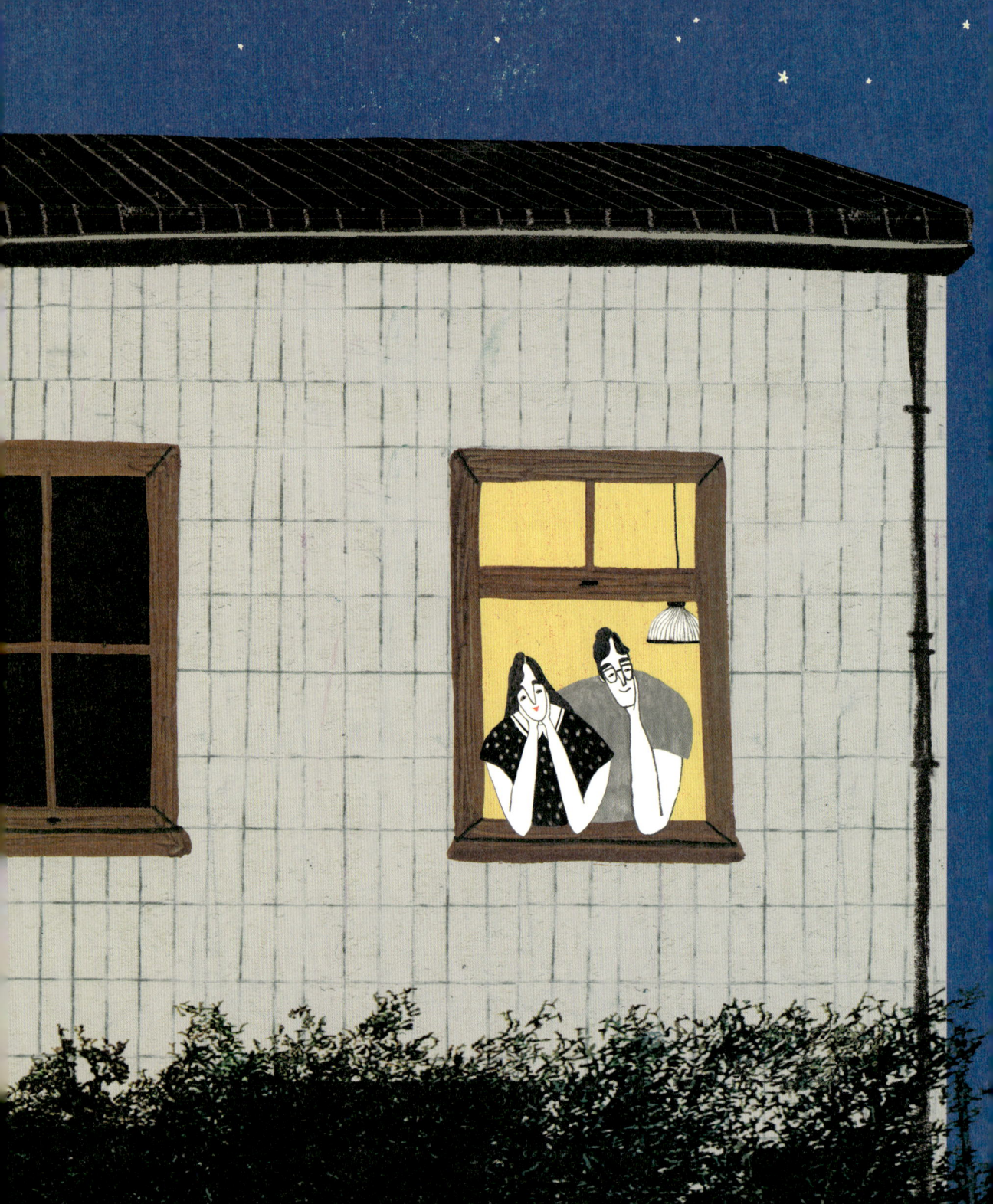

Chapter 1
몸도 마음도
'건강'한 아이였으면 좋겠어.

병원 첫 진료를 받기 전까지 걱정이 참 많이 되었어요.
'우리 아기가 잘 자리 잡았어야 할 텐데.'
아기집을 확인하고, 콩알만큼 작은 아기를 보고, 심장 소리를 들은 후에야 안심이 되었어요.
병원에 갈 때마다 의사 선생님이 "잘 자라고 있어요."라는 말씀을 해 주시면 얼마나 감사한지 몰라요. 그 말은 마치 "잘하고 있어요."라는 칭찬처럼 들렸거든요.('자라다'와 '잘하다'는 발음도 참 비슷하죠? 어쩌면 둘은 같은 말인지도 몰라요.)
40주 동안 아기는 자라기 위해 아주 많은 힘을 내고 있어요. 엄마도 마찬가지예요. 한 생명을 품고 키우는 일은 세상 그 어떤 일보다 대단한 일이에요. 아기와 엄마의 건강을 위해 엄마가 잘 먹고, 잘 자고, 잘 쉬어야 해요. 아빠는 옆에서 많이 챙겨 주고 도와줘야 하고요. 몸 건강만 중요한 게 아니에요. 마음도 건강해져야 해요. 엄마는 좋은 생각을 많이 하고, 아기에게 좋은 말, 예쁜 말을 많이 해 주세요. 아기는 엄마의 마음을 순간순간 다 느끼고 있거든요.

"우리 아가, 오늘도 자라느라 수고가 많구나. 아주 잘하고 있어, 고마워."

우리가 너의 걱정 인형이 되어 줄게

걱정 없이 살면 얼마나 좋을까?
하루에도 여러 가지 걱정들이 꼬리에 꼬리를 물고 몰려와.
걱정이란 녀석은 참 끈질기거든. 하지만 이제 걱정은 그만~.
엄마와 함께 걱정을 물리쳐 보자.

걱정 인형

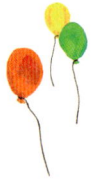

폴은 올해 여덟 살이 되었어. 초등학교 입학을 곧 앞두고 있지. 이번 여름이 지나면 집 근처 학교를 다니게 될 거야.

"폴, 수업 시간에 떠들면 선생님한테 혼나. 그러니까 조심해야 해."

"폴, 친구들이랑 사이좋게 지내야 해. 친구를 못 사귀면 말 한 마디 못하고 지내야 할지도 몰라."

"폴, 학교 숙제는 잊지 않고 꼭꼭 해야 해."

폴의 누나와 형, 그리고 부모님은 폴을 위해 학교생활에 관한 여러 가지 조언을 해 주었지. 그런데 폴은 그런 이야기를 듣자 걱정이 되었어.

'수업 시간에 오줌이 마려우면 어쩌지? 화장실에 간다고 하면 선생님이 나를 미워할지도 몰라. 하지만 참지 못하고 오줌을 싸 버리면? 나는 친구들에게

오줌싸개라고 놀림을 받을 거야.'

'짝꿍이 마음에 들지 않을 수도 있어. 유치원 때 토미처럼 주먹질을 잘하는 아이면 어떻게 하지? 나를 때릴지도 몰라.'

학교에 갈 생각을 하면 폴은 가슴이 답답해졌어. 여러 가지 걱정들이 폴의 머릿속을 뭉게구름처럼 떠다녔고, 폴을 아주 힘들게 했지. 폴이 얼마나 걱정을 많이 했냐면 잠도 잘 자지 못하고, 좋아하던 초코 케이크도 먹지 않을 정도였어.

어느 날 폴이 한숨을 푹푹 쉬고 있으니 엄마가 폴을 불렀어. 엄마 손에는 사람 모양의 알록달록한 작은 인형들이 다섯 개 놓여 있었어.

"엄마, 이게 뭐예요?"

"폴, 지난번에 엄마가 아파서 외할머니가 오셨잖아. 외할머니가 엄마 대신 집안일 해 주시던 거 기억나니?"

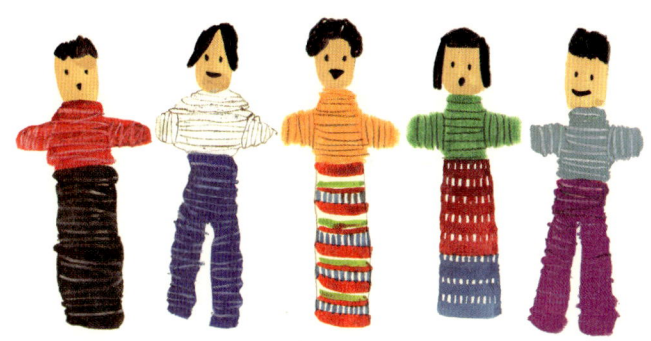

"그럼요. 외할머니가 만들어 준 옥수수 수프는 정말 맛있었어요."
엄마는 폴이 묻는 질문에 대답을 하는 대신 딴소리를 했어.
폴은 인형이 뭔지 궁금해서 다시 물었어. 그러자 이번에는 엄마가 인형에 대해 설명을 해 주었어.
"폴, 이건 너의 걱정을 대신해 줄 걱정 인형이란다. 이 인형들이 네 걱정을 대신해 줄 거야. 자, 이건 네 숙제 걱정, 이건 짝꿍 걱정, 이건 선생님 걱정, 이건 오줌 걱정, 이건 별별 걱정을 대신해 줄 거야. 너를 괴롭히는 일이 생기면 이 인형들한테 모두 다 말하면 돼."
엄마가 걱정 인형들을 하나씩 폴의 손바닥 위에 옮겨 주면서 말했어.
"네 고민을 털어놓은 다음 인형을 베개 밑에 넣고 자면 돼. 당장 오늘밤에 한번 해볼래?"
폴은 엄마가 시키는 대로 걱정인형을 베개 밑에 두고 잠을 청했어.
그러자 아주 신기한 일이 벌어졌어. 그날 밤, 폴은 푹 잠이 들었어. 꿈속까지 쫓아와 괴롭히던 나쁜 생각들은 하나도 떠오르지 않았어. 잠든 폴의 입가엔 미소가 걸려 있었지.

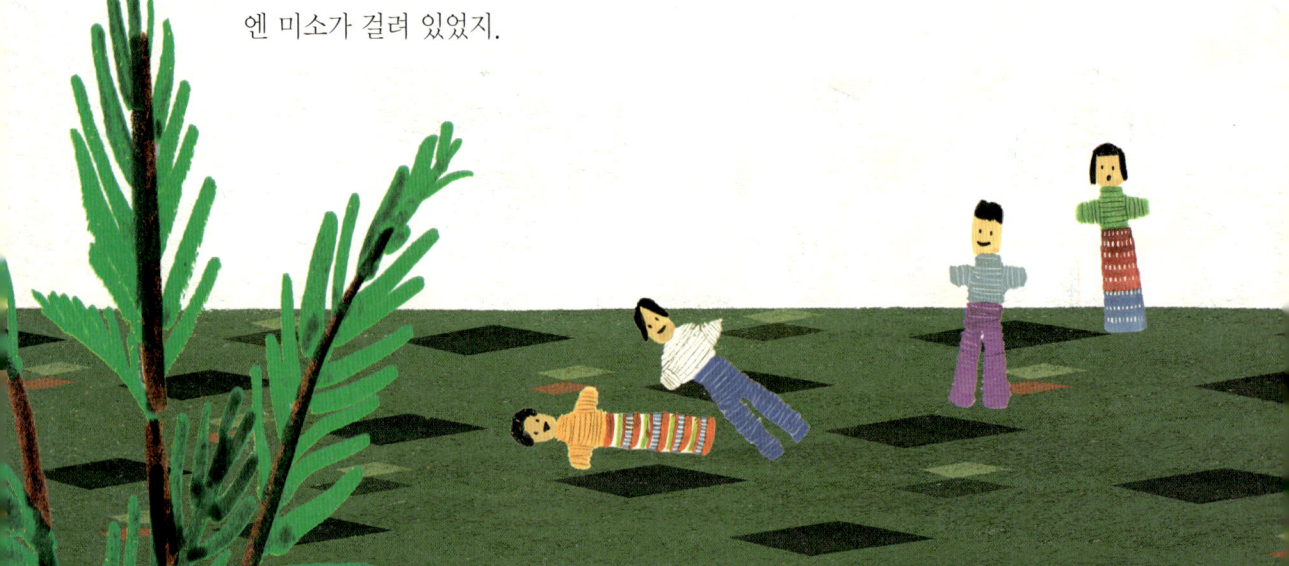

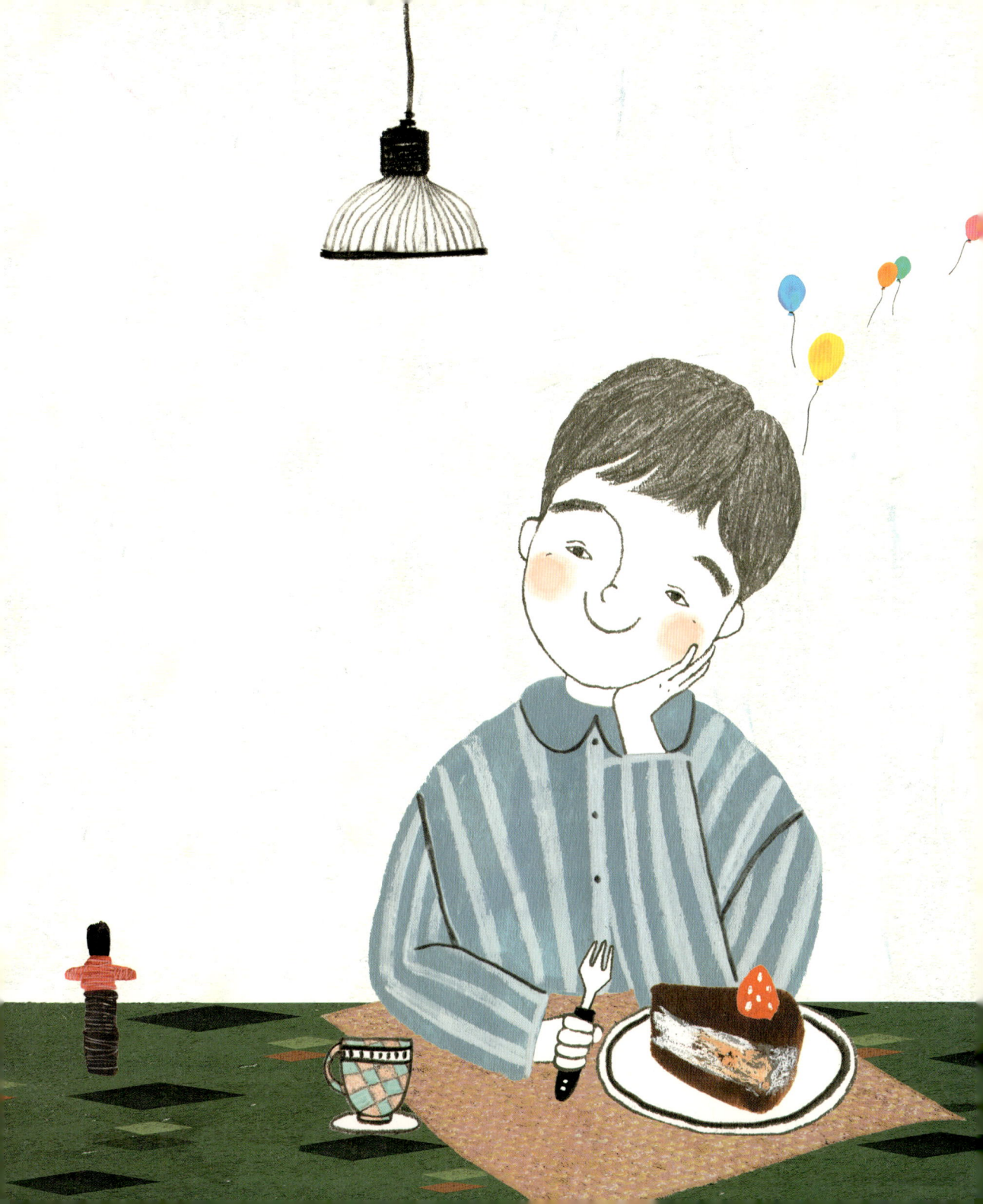

다음 날 아침, 폴은 일어나자마자 초코 케이크를 먹겠다며 나섰어. 폴의 걱정을 걱정 인형들이 모두 가져가 버렸거든.

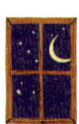

네가 엄마, 아빠에게 왔다는 소식을 처음 들었을 때 기쁜 만큼 걱정이 되었어.
네가 건강하게 잘 있을까? 우리가 과연 좋은 엄마, 아빠가 될 수 있을까?
우리는 걱정을 하는 대신 스스로를 믿기로 했어. 걱정만큼 건강에 해로운 게 없거든.
그러니까 아가야, 너도 아무 걱정 없이 무럭무럭 잘 자라 주렴.

욕심은 끝이 없는 거야

엄마는 요즘 사고 싶은 것도, 갖고 싶은 것도 참 많아.
다른 사람이 갖고 있으면 엄마도 갖고 싶어져.
그래서 이것저것 사다 보니까 굳이 없어도 되는 것까지 산 거 있지?
필요 없는 물건들을 보고 있으니 웃음만 나오더라.

미다스 왕 이야기

프리기아의 왕 미다스는 아주 욕심이 많은 사람이었어. 그의 궁전은 진귀한 보물로 가득했지만 그는 늘 더 많은 걸 갖고 싶어했어. 게다가 자기에게 이익이 되지 않는 일은 거들떠보지도 않았지.

어느 날 미다스 왕의 신하들이 술에 취한 노인을 데려왔어. 신하들은 노인이 매우 수상하다고 했어. 숲속에서 술에 취해 자고 있던 노인은 묻는 말에 답하지 못하고 횡설수설 이상한 말들을 늘어놓았다는 거야. 하지만 영악한 미다스 왕은 노인이 술의 신 디오니소스의 스승이라는 걸 한눈에 알아차렸어. 그래서 노인에게 극진한 대접을 하고 온갖 선물까지 챙겨서 돌려보냈어.

다음 날, 디오니소스가 미다스 왕을 불렀어. 디오니소스 앞으로 간 미다스 왕은 기쁜 내색을 하지 않기 위해 간신히 얼굴 근육을 눌렀지.

디오니소스가 말했어.

"우리 스승님을 잘 대접해 주어 고맙소. 그 보답으로 당신의 소원을 하나 들어줄 테니 말해 보시오."

미다스 왕은 고민하지 않고 곧바로 자신의 손으로 만지는 것은 모두 황금으로 변하게 해 달라고 말했어. 소원을 들은 디오니소스의 미간이 찌푸려졌어. 디오니소스는 미다스 왕에게 그건 좋지 않은 생각이라고, 다른 소원은 없는지 물었어. 하지만 미다스 왕은 꼭 그 소원을 들어달라고 했어. 미다스는 돈 욕심이 아주 많았거든.

생각을 돌리지 않는 미다스에게 디오니소스는 소원이 이미 이루어졌으니 그만 집에 가 보라고 했어. 미다스 왕은 신이 나서 궁전으로 발걸음을 옮겼지.

돌아가는 길에, 미다스 왕은 소원이 정말 이루어졌나 궁금해서 길가에 있는 돌멩이를 집었어. 그랬더니 돌멩이가 바로 황금으로 변하는 거야. 이번에는 나무를 만졌어. 나무도 금세 황금으로 변하더라. 자신의 손이 닿는 것마다 황금으로 변하는 것을 보고 미다스 왕은 기분이 아주 좋아졌지.

미다스 왕은 어서 자신의 능력을 가족들과 신하들에게 자랑하고 싶었어.

궁전으로 돌아오자마자 미다스 왕은 사람들을 초대하여 잔치를 벌였어.

가장 먼저 미다스 왕은 궁전 기둥을 만졌어. 곧바로 기둥은 황금으로 변했어. 사람들의 입이 쩍 벌어졌지.

"으하하하, 이제 나는 세상에서 최고의 부자가 될 것이다! 나는 모든 것을 황금으로 만들 수 있다고!"

미다스 왕은 큰 소리로 웃으면서 궁전의 물건들을 하나하나 만졌어. 지팡이도, 의자도, 탁자도 모두 황금으로 변했지. 미다스 왕은 더욱 의기양양해졌어.
한참 자랑을 하던 미다스 왕은 갑자기 배가 고파졌어.
"이제 그만 하고 뭘 좀 먹어야겠어."
미다스 왕은 사슴고기를 손으로 들어 입에 넣었어. 그런데 이게 무슨 일이야? 미다스 왕의 이가 부러진 거야. 사슴고기가 미다스 왕의 손이 닿는 순간 황금으로 변해 버렸거든. 당황한 미다스 왕이 포도주를 마시려는데, 포도주잔 역시 그의 손이 닿자 황금으로 변해 버렸어.
미다스 왕은 그제야 사태의 심각성을 깨달았어. 만지는 것마다 황금으로 변하는 게 결코 행복한 일이 아니란 걸 알았지. 오히려 아주 불행한 일이었던 거야.
미다스 왕은 속상한 마음에 침대에 누워 끙끙 앓았어. 배가 고파도 음식을 먹을 수가 없었고 아무리 목이 말라도 물을 마실 수가 없었어.
미다스 왕이 아프다는 소식을 듣고, 왕이 가장 사랑하는 딸이 문병을 왔어. 미다스 왕은 자신의 처지를 잊고 반가운 마음에 공주를 와락 안았지. 그러자 공주는 그만 황금으로 변해 버렸어.

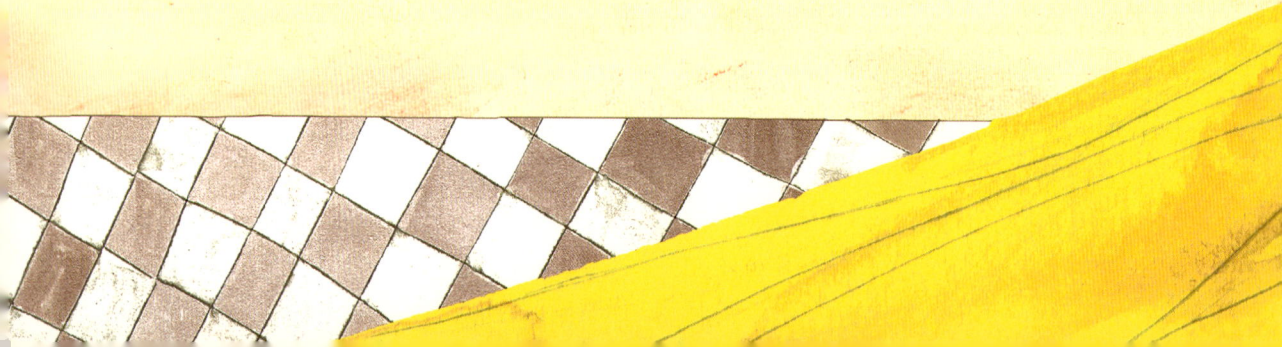

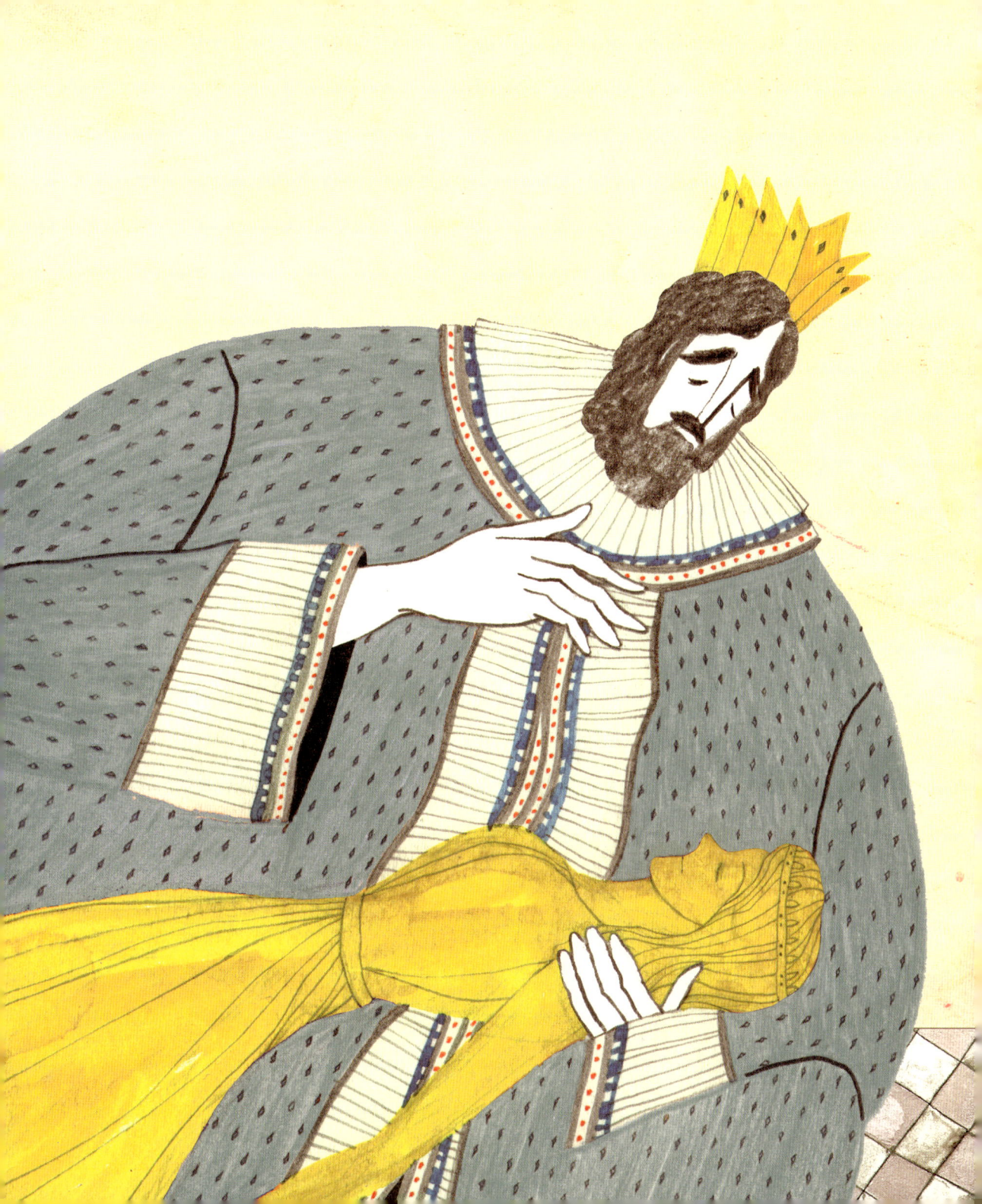

왕이 뒤늦게 후회하며 땅을 치고 울었지만 공주는 황금이 된 상태에서 돌아오지 못했단다.

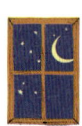

세상에서 가장 불행한 사람은 돈이 적은 사람도,

얼굴이 못생긴 사람도 아니야.

바로 욕심이 끝이 없는 사람이란다.

자신이 가진 것에 만족하지 못하고 끝없이 욕심을 부리다 보면

영영 행복해질 수 없어.

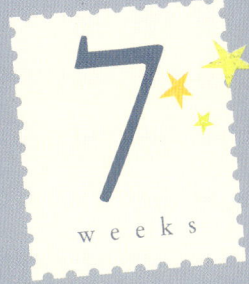

그대 자신이 되어라

며칠 전, 엄마 아빠는 계곡에 놀러갔어.
시원한 개울에 발을 담그니까 더위가 싹 사라지더라.
참, 그곳에서 가재를 봤어.
가재는 바위틈에 숨어 살아.
그런데 가재가 실은 새우였다는 이야기 알고 있니?

가재가 된 새우

옛날에, 새돌이라는 새우가 살았어. 어느 날, 새돌이는 친구들과 함께 바닷가로 소풍을 가. 그런데 어디서 이상한 소리가 나는 거야.
짤깍 짤깍.
새돌이는 소리가 나는 쪽으로 갔지. 그곳에는 바닷게들이 모여 있었어. 소리는 바로 게의 집게발에서 나는 소리였던 거야.

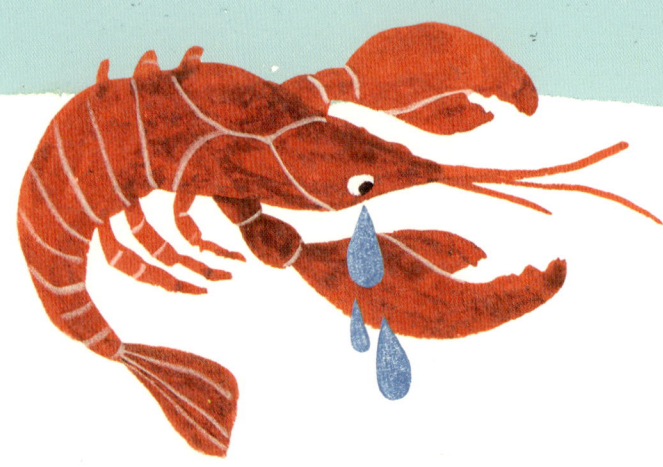

'우와, 멋있다! 나도 저런 집게를 가지면 얼마나 좋을까?'
새돌이는 게의 집게발을 보고 감탄을 금치 못했어. 집으로 돌아와서도 밤낮없이 집게발이 떠올랐지.
'만약 나에게 저런 집게발이 있으면 마을에서 최고 스타가 될 텐데.'
새돌이는 집게발이 너무 갖고 싶은 나머지 병이 났어. 시름시름 앓던 새돌이는 용왕님을 찾아갔어. 용왕님이라면 새돌이의 소원을 분명 들어주실 거라 믿었거든.
"용왕님, 저도 멋진 집게발을 갖고 싶어요. 제발 저에게 집게발을 주세요."
용왕님은 새우에게 집게발은 어울리지 않는다며, 그만 돌아가라고 했어. 하지만 새돌이는 매일같이 지겹도록 용왕님을 찾아갔단다.
"새돌아, 그렇게 집게발이 갖고 싶으냐? 나중에 후회하지 않을 자신 있어?"
"그럼요! 집게발을 가지면 저는 세상에서 가장 행복한 새우가 될 거예요!"
새돌이의 간곡한 부탁에 용왕님은 새돌이에게 집게발을 선물해 주었어.
"감사합니다, 용왕님! 정말 감사합니다!"
새돌이는 몇 번이고 고개를 숙이며 감사 인사를 했어.
짤깍짤깍 소리를 내며 새돌이가 마을로 돌아왔어. 그런데 이게 무슨 일이야? 새돌이를 본 마을 사람들은 모두 놀라 도망을 쳤어.
"이 무슨 흉물이야? 썩 꺼져라!"
새우들은 새돌이를 피할 뿐 아니라 새돌이에게 마을을 떠나라고 했어. 아무도 새돌이에게 멋지다는 말은 하지 않았어.

마을에서 쫓겨난 새돌이는 바닷가로 갔지. 그곳에는 자신과 같은 집게발을 가진 게들이 있으니까.
　　그런데 게들도 새돌이를 쫓아냈어. 새돌이는 게가 아니었거든. 아무도 새돌이를 반겨 주지 않았어.
　　새돌이는 물에 비친 자신의 모습을 들여다봤어. 그토록 원하던 집게발을 가졌지만 하나도 멋있어 보이지 않는 거야. 새돌이는 더 이상 새우도, 그렇다고 게도 아닌 모습을 하고 있었거든. 새돌이는 자신의 모습이 너무 미웠어.
　　결국 새돌이는 아무도 없는 도랑 밑으로 들어가 혼자 숨어 살게 되었단다.

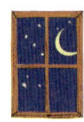

오스카 와일드는 이런 말을 남겼어.
"그대 자신이 되어라. 그대 이외에는 모두 다른 사람의 몫이다."
나는 나라는 이유만으로도 소중하고 가치 있는 거야.
내 인생을 사는 것은 바로 나거든.
다른 사람과 비교하지 말고, 자기 자신을 소중하게 여길 줄 알아야 해.
살아가면서 자신을 믿고 사랑하는 일만큼 중요한 건 없단다.

베푸는 게 나를 채우는 거야

이반은 너무 착한 나머지 사람들이 바보라고 놀렸어.
하지만 착한 이반 덕분에 이반네 세 형제는 사이좋게 지낼 수 있었지.
그런데 악마는 사이좋게 지내는 세 형제를 시기해서 갈라놓으려고 해.
과연 이반네 형제들은 악마의 유혹을 물리칠 수 있을까?

바보 이반

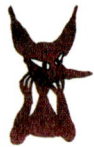

늙은 악마의 지시를 받은 세 마리의 작은 악마는 각각 이반네 형제를 찾아갔어. 첫 번째 악마와 두 번째 악마는 이반의 큰형과 둘째 형을 망하게 만들었어. 하지만 세 번째 악마는 이반에게 갔다가 실패하고 말아. 심지어 이반에게 정체를 들키기까지 한단다.

"제발 날 살려 줘. 그러면 병을 낫게 하는 신비한 약초를 줄게."

이반은 악마에게 약초를 받는 조건으로 악마를 그냥 풀어 줬어.

나머지 악마들이 똘똘 뭉쳐 다시 이반을 괴롭히러 왔어. 악마들은 이반의 배를 아프게 만들기도 하고 밭을 망쳐 놓기도 했지만 이반은 끄떡도 하지 않아.

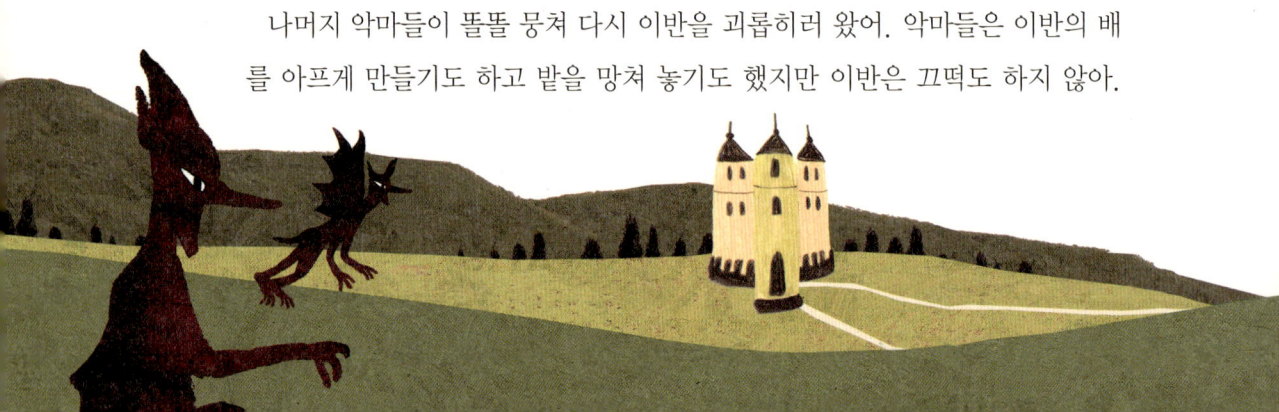

꿋꿋이 일을 계속했지. 악마들은 또 다시 이반에게 들키고 말아. 이번에 악마들은 이반에게 군사를 만드는 방법, 돈을 만드는 방법을 알려 주고 풀려났어.

 그 사실을 알게 된 형들이 이반을 찾아왔어. 착한 이반은 기꺼이 형들에게 악마가 가르쳐 준 방법을 알려 줬지. 형들은 그 돈과 권력으로 왕이 됐어. 하지만 이반은 그런 것에 도통 관심이 없었어.

 그러던 중 나라의 공주가 병에 걸린단다. 이반은 예전에 악마에게서 받은 약초로 공주의 병을 낫게 해 줬어. 그래서 이반은 공주와 결혼하고 왕이 되지.

 왕이 되고 나서도 이반은 백성들과 똑같이 일을 했어.

 "왕궁은 답답해서 견딜 수가 없어. 배만 자꾸 나와서 마음껏 먹지도 못하겠고, 밤에는 잠도 잘 안 와."

 백성들은 이런 이반을 존경하며 진정한 왕이라고 생각했어.

 늙은 악마는 이반이 여전히 잘 살고 있단 걸 알고 화가 잔뜩 난 나머지 이반의 형들을 망하게 해. 이반네 나라도 망하게 하려했지만 이반의 백성들은 모두 이반을 닮아 착했어. 다들 성실하게 일을 하는 사람들이었지. 악마가 병사를 모으려 했지만 백성들은 관심을 두지 않았어. 그래서 이웃 나라 왕에게 이반의 나라를 공격하라고 지시를 해. 하지만 이반네 백성들은 저항하지 않았어. 이웃나라 군사들은 전쟁을 하면서도 너무 지루한 나머지 괴로움에 스스로 포기해 버리고 만단다. 금화로 유혹했지만 역시 통하지 않았어. 그 어떤 술수도 이반의 백성에게는 통하지 않는 거야.

결국 늙은 악마는 이반의 나라를 망하게 하려는 계략만 세우다가 죽고 말아.
그 이후로 이반은 예쁜 공주와 마음 착한 백성들과 함께 행복하게 살았단다.

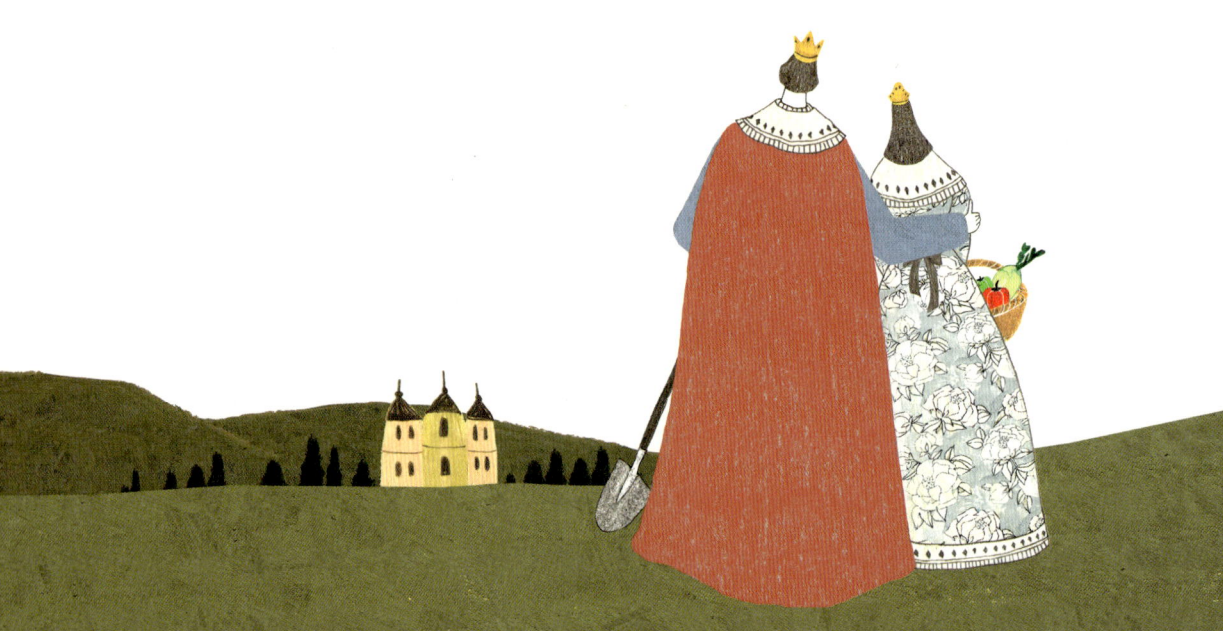

바보 이반은 결코 바보가 아니야. 이반은 자신이 맡은 일을 꿋꿋이 해나가기에
많은 백성들에게 사랑을 받은 진정한 왕이 될 수 있었단다.
이반은 누구보다 현명한 사람이란다.
아가야, 너도 이반처럼 많은 것에 욕심내지 않고 작은 것에 감사하는 삶을 살아가길 바라.

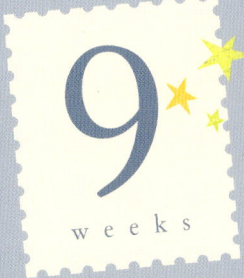

흔들리는 세상에서 소신을 가진다는 것

부모가 아이를 키우는 게 아니라
아이도 부모를 자라게 한대.
너를 통해 엄마와 아빠도
새롭게 세상에 눈을 뜨게 되었단다.

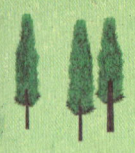
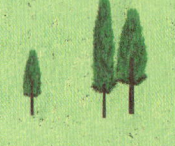
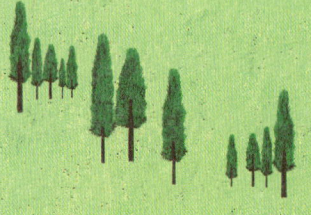

아이들에 대하여

— 칼릴 지브란

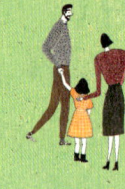
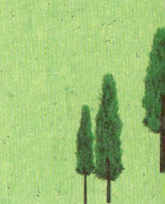

당신의 아이라고 해서 당신의 아이는 아닙니다.
아이들은 스스로 자신의 삶을 갈망하는 아들과 딸입니다.
아이들은 당신을 거쳐 세상에 왔을 뿐 당신에게 온 것은 아닙니다.

아이들이 당신과 함께 지낸다 할지라도 당신의 소유는 아닙니다.
당신은 아이들에게 사랑은 줄 수 있지만 당신의 생각까지 줄 수는 없습니다.
아이들은 아이들 자신의 생각을 가지고 있기 때문입니다.

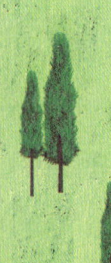
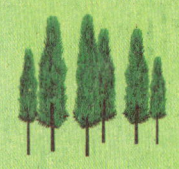
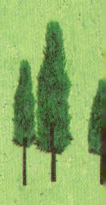

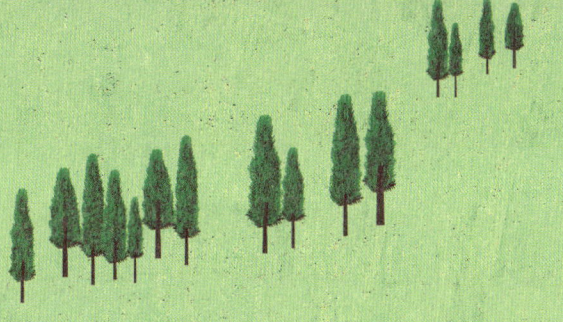
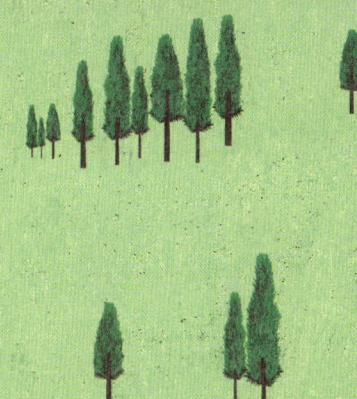

당신은 아이들에게 육체의 집은 줄 수 있지만 영혼의 집은 줄 수 없습니다.
아이들의 영혼은 내일의 집에 살고 있습니다.
당신은 결코 찾아갈 수 없는, 꿈속에서도 가볼 수 없는 집에 말입니다.

당신이 아이들처럼 되려고 애쓰되, 아이들을 당신같이 만들려고 애쓰지 마십시오.
삶이란 결코 뒤돌아가지도 어제에 머물러 있지도 않습니다.
당신은 당신의 아이들이 살아 있는 화살처럼 앞으로 나아가게 해 주는 활입니다.

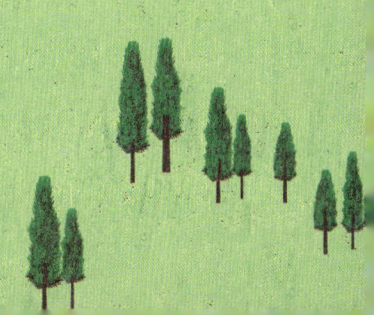

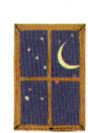

엄마와 아빠는 너에게 물고기를 잡는 법을 가르쳐 줄 수는 있지만
물고기를 대신 잡아 주지는 않을 거야.
너에겐 자신의 생각대로 네 삶을 살아갈 권리가 있으니까.
아가야, 자신의 삶을 멋지게 개척해 나가는 사람이 되어라.
너는 네 인생의 진정한 주인이란다.

마음이 큰 씩씩한 아이

몸집이 크다고 우쭐대는 사람들이 있어.
하지만 몸집이 크다고 해서 그 사람이 큰 게 아니야.
진짜로 커야 하는 건 몸이 아니라 마음이거든.

주먹이

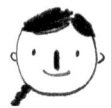

옛날 옛날에 아이를 기다리는 부부가 있었어. 부부는 아이를 바랐지만 몇 년 동안 아이를 낳지 못해 매일같이 산에 올라가 기도를 했어.

"비나이다, 비나이다. 제발 저희 부부에게 아이를 주세요."

부부의 정성이 통했던 걸까? 기적처럼 아내가 임신을 했어.

열 달이 지나고 아내는 남자아이를 낳았지.

그런데 말이야. 아이 크기가 방울만 한 거야. 처음에는 아기라서 그런가 보다 했는데, 아무리 세월이 가도 좀처럼 크지 않았어. 아이는 다 자랐는데도 주먹만 했어. 그래서 사람들은 아이를 주먹이라고 불렀어.

주먹이는 눈에 잘 띄지 않을 만큼 작았지만 공부도 곧잘 하고, 부모님 일도 잘 도와주고, 자기가 해야 할 일을 다 했지.

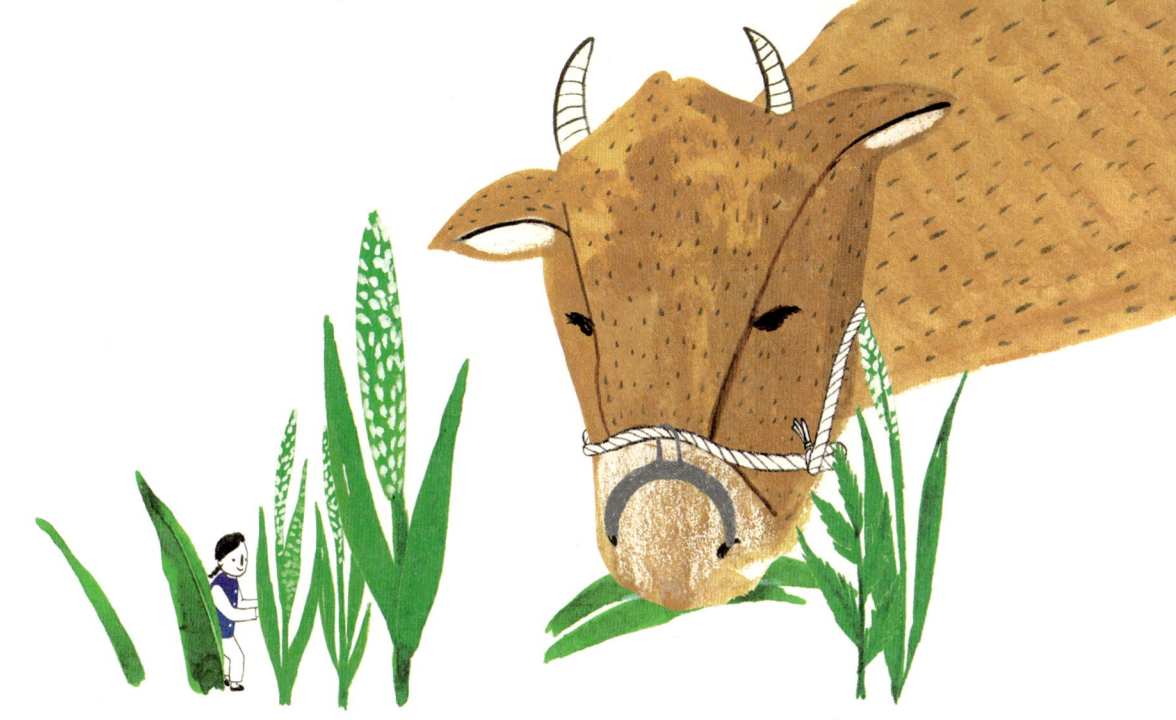

주먹이는 아주 씩씩했어. 주먹이는 사람들을 만나면 "안녕하세요! 주먹이에요!" 하고 인사를 잘했어. 그래서 마을 사람들은 주먹이를 무척 귀여워하고 좋아했지.

어느 날 아버지가 낚시를 간다고 나섰어. 주먹이는 아버지에게 자기도 같이 가고 싶다고 말했지.

아버지는 주먹이를 주머니에 넣고 낚시를 갔어. 주먹이는 주머니가 갑갑해져서 아버지 몰래 슬쩍 빠져나왔어.

주먹이가 풀밭을 돌아다니고 있는데, 에구머니나! 누렁소가 풀과 함께 주먹이를 꿀꺽 삼켜 버렸어. 깜짝 놀란 주먹이가 소의 배를 꼬집고 마구 차니까 소도 놀라서 똥을 쌌어. 똥에 묻혀 나온 주먹이가 한숨 돌리고 있는데, 이번에는 갑자기 솔개가 날아와 발로 주먹이를 낚아챘어.

"이런, 이제 나는 어쩌나?"

솔개의 발에 매달린 주먹이가 큰일 났다 생각하고 있는데, 저 멀리서 황조롱이 새가 날아와 솔개에게 싸움을 거는 거야. 주먹이는 이때다 싶어 주먹으로 솔개의 발을 마구 때렸지. 그 바람에 솔개는 발에 쥐고 있던 주먹이를 놓쳤어.

하늘에서 떨어진 주먹이는 다행히 땅이 아닌 물에 퐁당하고 떨어졌어. 그때 잉어가 헤엄쳐 오더니 주먹이를 꿀꺽 삼켰어. 잉어의 배 속은 아주 갑갑했지.

"이대로 있을 수만은 없어! 난 집으로 돌아가서 어머니, 아버지를 만나야 해!"

주먹이는 포기하지 않고 잉어 배 속에서 고래고래 소리를 질렀어.

"어머니, 아버지! 저 여기 있어요! 주먹이가 잉어 배 속에 있다고요!"

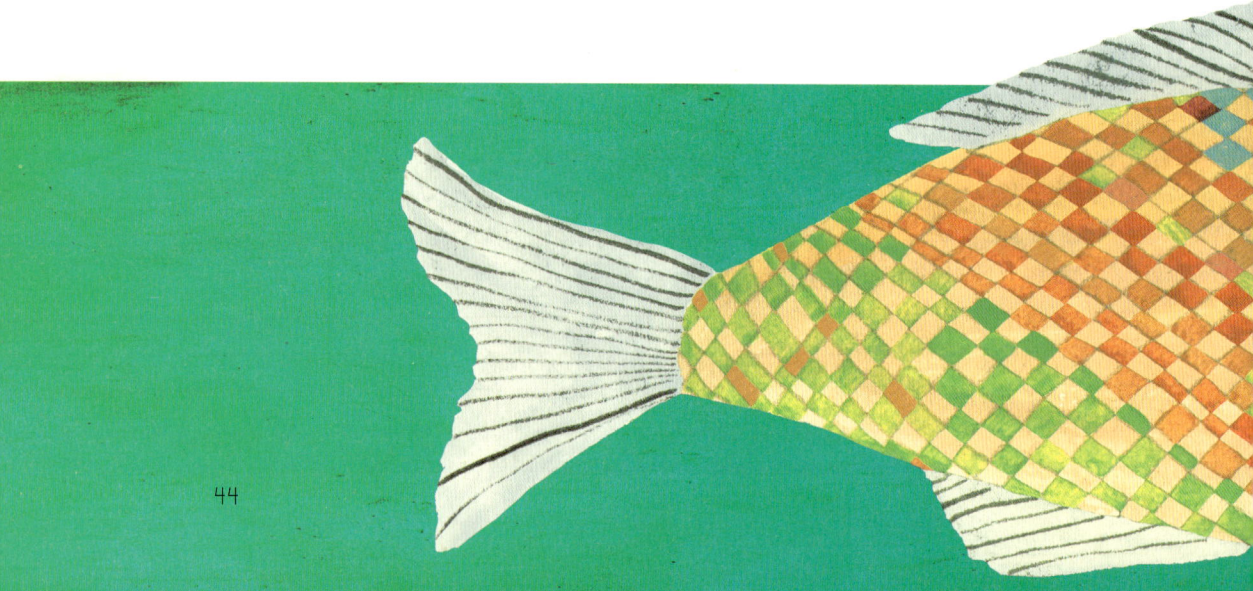

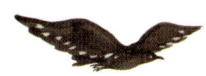

주먹이는 힘껏 부모님을 불렀어.

마침 주먹이네 아버지가 낚시로 잉어를 낚았는데, 그 잉어한테서 이상한 소리가 들리는 거야. 그제야 아버지가 주머니를 뒤져 보니 주먹이는 그곳에 없었어. 아버지는 사방을 두리번거리며 소리쳤어.

"주먹이 어디 있니?"

"아버지, 저 여기 있어요! 잉어 배 속에 있다고요!"

잉어 배 속에서 울리는 소리를 들은 아버지는 깜짝 놀랐어.

"아버지, 저를 꺼내 주세요! 여긴 너무 답답해요!"

아버지는 얼른 잉어의 배를 갈랐지. 그러자 그곳에서 주먹이가 폴짝 튀어나왔어.

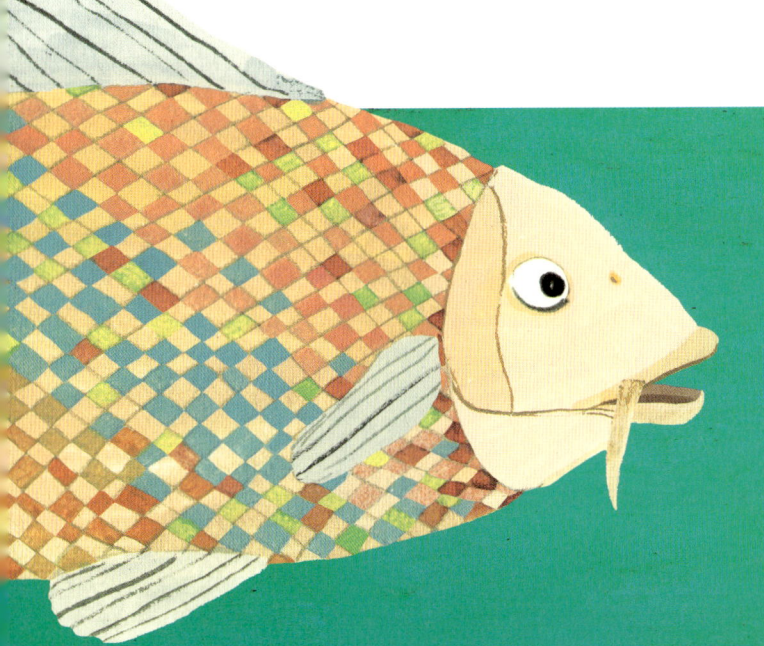
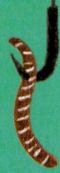

집으로 돌아온 주먹이는 동네 사람들에게 자신이 겪은 일에 대해 들려주었어.
"역시 주먹이다! 주먹이니까 살아 돌아온 거야!"
주먹이의 이야기를 들은 동네 사람들은 다들 놀라워하며 주먹이의 기지와 용감함을 칭찬했단다.

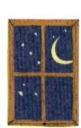

주먹이는 위기에 처했을 때 결코 포기하지 않았어.
가만히 있지 않고 살기 위해 노력한 덕분에
결국 다시 아버지를 만날 수 있었단다.
우리 아가도 주먹이처럼 씩씩한 아이가 되었으면 좋겠어.

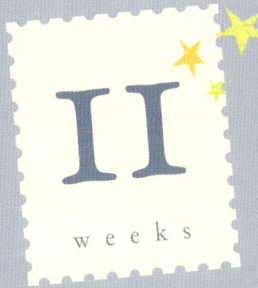

무엇보다 건강이 제일 중요하단다

살아가면서 가장 필요한 게 무얼까?
돈? 멋진 외모? 좋은 직업?
그 무엇보다 진짜로 필요한 건 따로 있단다.

어느 부자의 후회

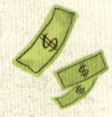

　그리 오래되지 않은 일이야. 미국에 앤더슨이라는 부자가 살았어. 앤더슨은 돈이 많았지만 돈을 더 벌고 싶은 욕심이 있었지. 그래서 밤낮 없이 일을 했어.
　사람들은 앤더슨에게 이미 가진 것이 많지 않느냐며, 뭘 그리 일만 하냐고 한마디씩 했어. 그러나 앤더슨은 사람들의 이야기를 귀담아 듣지 않았지.
　앤더슨은 일을 하느라 결혼도 하지 않았어. 남들이 다 휴가를 갈 때도, 돈을 더 벌겠다며 여행을 가지도 쉬지도 않았지. 친구들이 만나자고 할 때도, 일해야 한다며 나가지 않았어.
　"사장님, 좀 쉬어 가면서 일하세요."
　앤더슨의 비서는 그에게 적당히 쉬며 일을 하라 권했어. 사실 비서도 쉬고 싶은데 앤더슨이 너무 일만 하는 바람에 통 쉬지 못했거든. 앤더슨이 일하는 동안에는 비서도 퇴근을 못하니까 말이야. 비서는 일만 하는 사장 앤더슨에게 불만이 많았어. 하지만 앤더슨은 비서의 말을 듣지 않았지.
 "이번 일만 성공하면 난 더 부자가 될 수 있어."
 앤더슨은 결혼도, 여행도, 휴식도, 친구들과의 만남도 모두 다음으로 미뤘어.
 그러던 어느 날, 회사에서 일을 하던 앤더슨이 쓰러졌어. 그는 병원에 입원을 했지.
 의사는 앤더슨에게 얼마 살지 못한다고 말했어.
 "내 옆에 있는 사람이라고는 자네밖에 없네. 이럴 줄 알았으면 진작 결혼도 하고, 친구들도 만나고, 놀러도 다닐걸 그랬어."
 뒤늦게 앤더슨은 후회를 했지. 하지만 이미 늦어 버렸어.

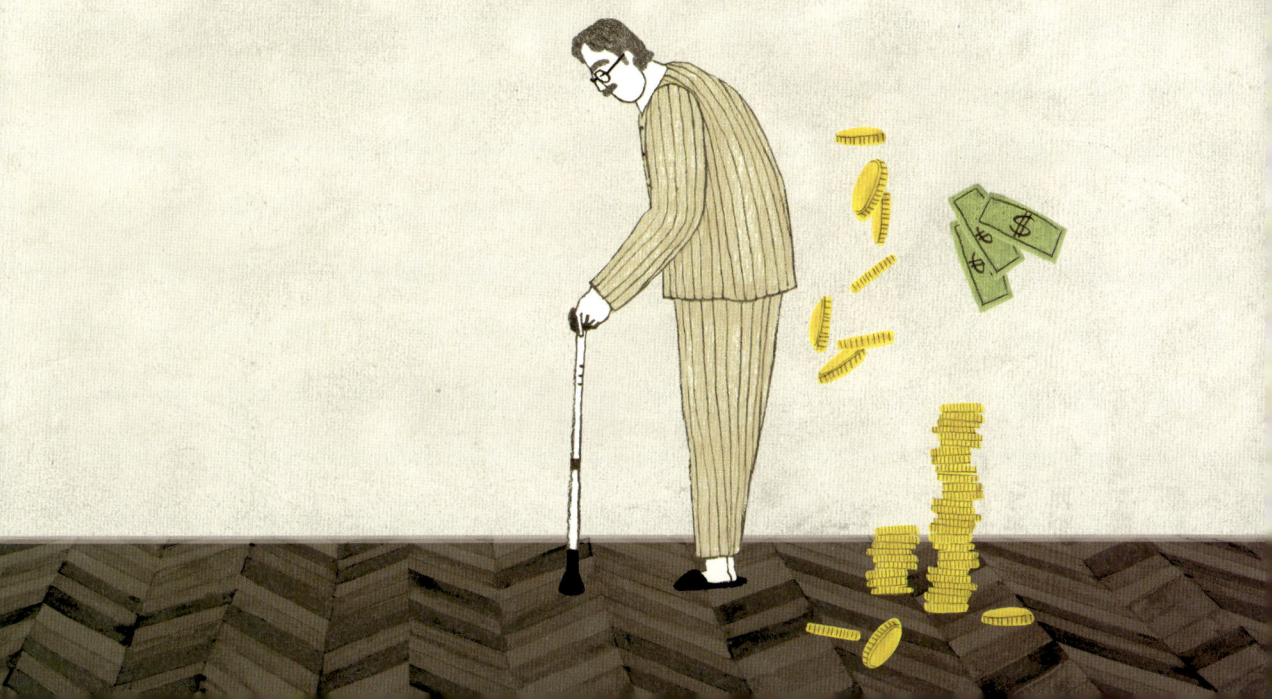

앤더슨은 죽기 전에 자신의 재산을 모두 비서 앞으로 남겼어. 앤더슨 주변에 있는 사람이라고는 비서밖에 없었거든. 얼마 뒤 앤더슨은 저 세상으로 가 버렸어.

앤더슨의 유산을 물려받은 비서가 씁쓸하게 웃으며 말했어.

"예전에 나는 나만 사장님을 위해 일하고 있다고 생각했는데 아니었어. 사장님이 계속 날 위해 일하고 있었다는 걸 알게 되었네."

"돈을 잃으면 적게 잃는 것이고, 친구를 잃으면 많이 잃는 것이고,
건강을 잃으면 모두 잃는 것이다."란 말이 있어.
몸이 건강해야 하고 싶은 일을 다 할 수가 있어.
아가야, 우리 몸도 마음도 건강한 사람이 되자!

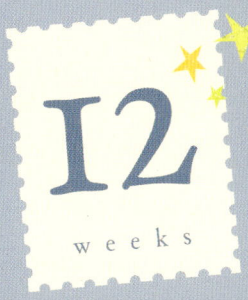

소나무처럼 건강하고 푸르게

엄마와 아빠는 여름을 가장 좋아해. 여름에는 나무들이 더 푸르거든.
푸르른 나무를 보면 마음이 편안해져.
나무는 꽃처럼 달콤한 향기가 나지 않지만 시원한 향기를 가지고 있어.
그리고 햇살에 반짝이는 싱그러운 나뭇잎은 참으로 멋지단다.

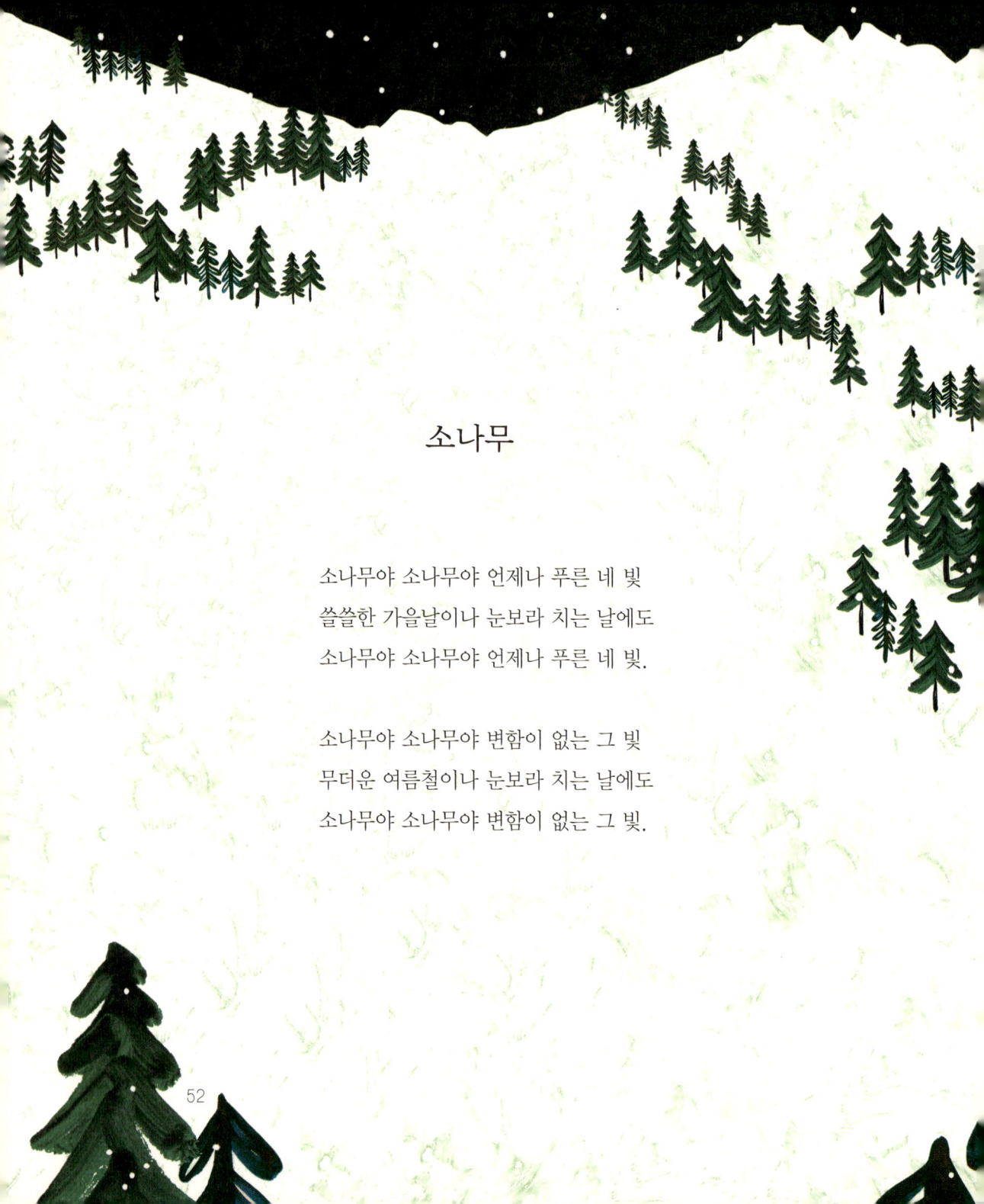

소나무

소나무야 소나무야 언제나 푸른 네 빛
쓸쓸한 가을날이나 눈보라 치는 날에도
소나무야 소나무야 언제나 푸른 네 빛.

소나무야 소나무야 변함이 없는 그 빛
무더운 여름철이나 눈보라 치는 날에도
소나무야 소나무야 변함이 없는 그 빛.

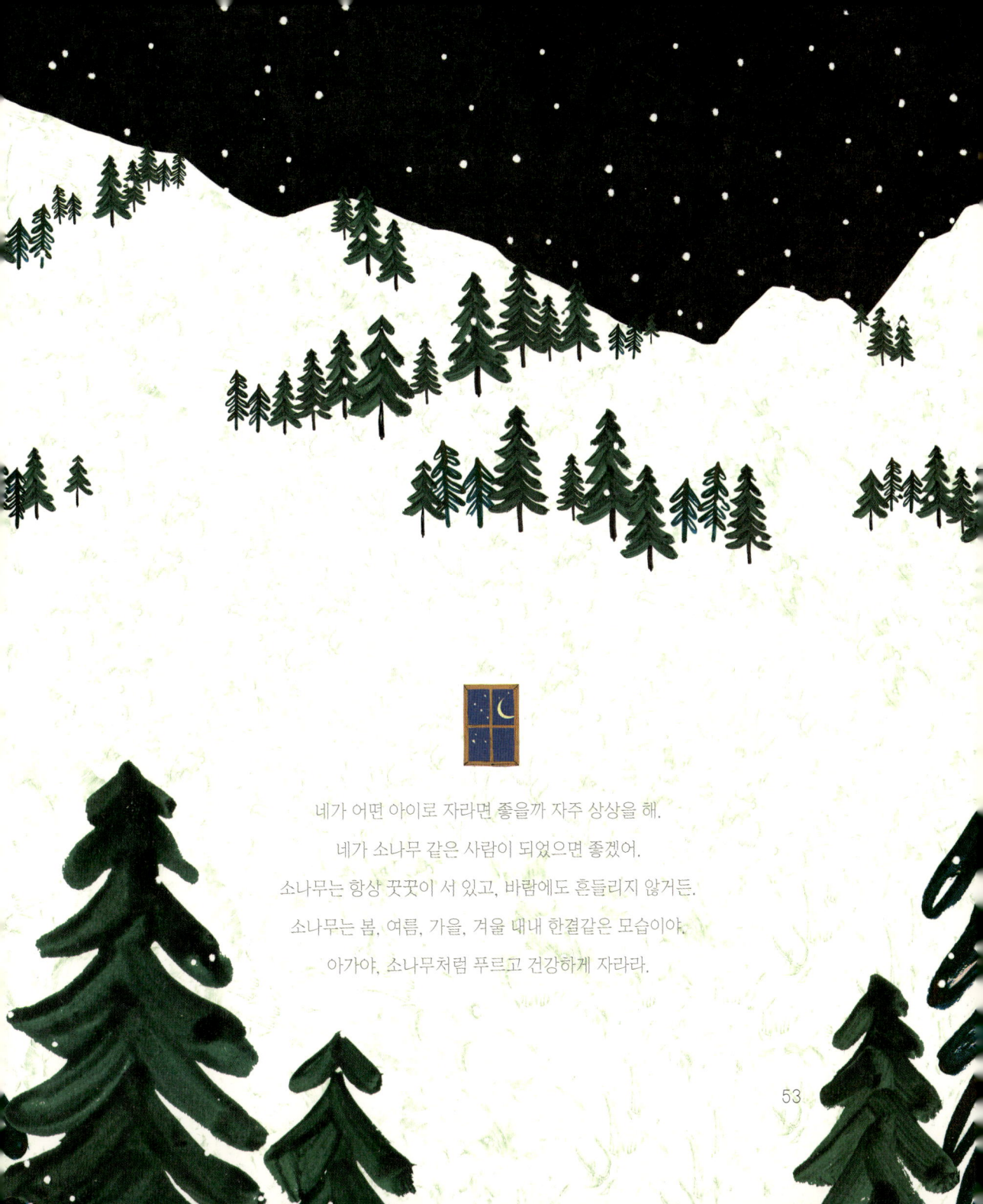

네가 어떤 아이로 자라면 좋을까 자주 상상을 해.
네가 소나무 같은 사람이 되었으면 좋겠어.
소나무는 항상 꿋꿋이 서 있고, 바람에도 흔들리지 않거든.
소나무는 봄, 여름, 가을, 겨울 내내 한결같은 모습이야.
아가야, 소나무처럼 푸르고 건강하게 자라라.

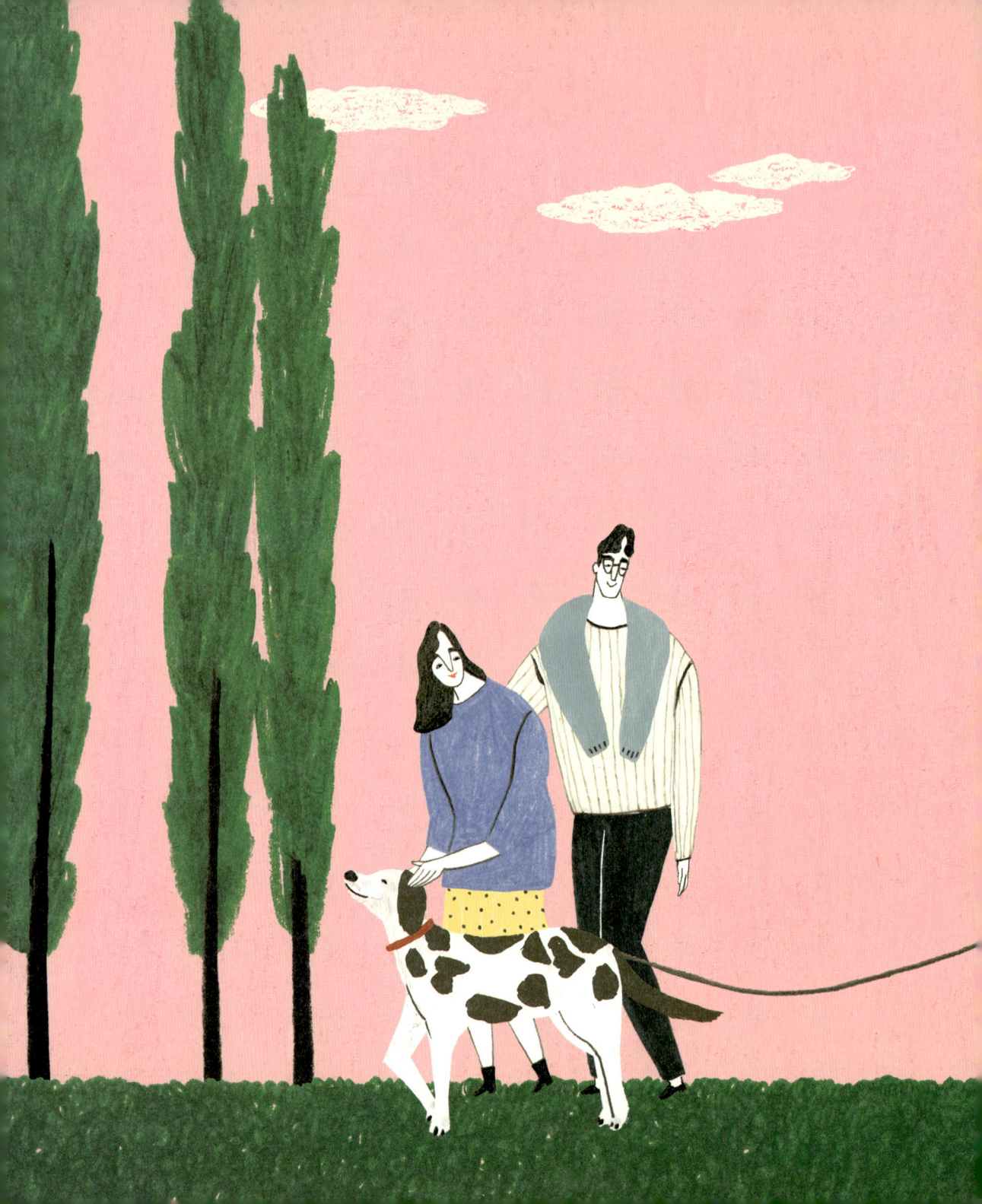

Chapter 2
나를 '사랑'하고 이웃을 사랑할 줄 아는 아이였으면 좋겠어.

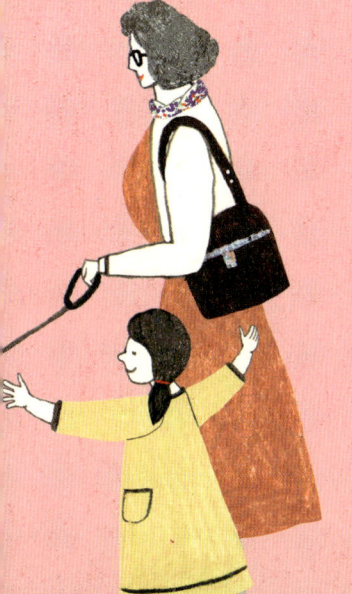

아기는 심장소리로 자기가 잘 있다는 걸 엄마와 아빠에게 알려 줘요.
'쿵쾅쿵쾅쿵쾅쿵쾅쿵쾅'
심장은 옛날부터 생명과 같은 뜻으로 쓰였대요. 그리고 심장(心腸)은 마음의 장기로, '마음' 그 자체예요.
심장이 건강하게 잘 뛰는 게 중요한 만큼 마음도 가득 차고 따뜻해야 해요. 그러려면 사랑이 있어야 해요. 마음을 채우고 데워 주는 건 바로 '사랑'이거든요.
부모가 아이의 마음에 사랑을 넣어 주어야 해요. 그러면 아이는 그 사랑으로 스스로를 믿고 더 당당해질 수 있어요. 또한 사랑을 받고 자란 아이는 사랑을 더 나눌 수 있어요. 마음에 가득 채워진 사랑이 바깥으로 넘치게 되거든요. 오히려 혼자만 마음속에 갖고 있으면 사랑은 마를 수가 있어요.
자신을 사랑하고, 친구를 사랑하고, 가족을 사랑하고, 세상을 사랑할 줄 아는 아이를 만드는 게 부모의 역할이에요. 엄마와 아빠가 아이에게 사랑을 많이 주세요. 그러면 엄마, 아빠 마음에도 사랑은 더 가득해질 거예요.

"아가야, 너는 엄마, 아빠의 아주 소중한 보물이야. 사랑한다, 아가야. 많이 많이 사랑해."

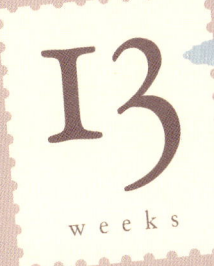

나의 사랑하는 친구에게

얼마 전에 엄마 친구에게 연락이 왔어.
임신 소식을 들었다면서, 축하한다고 말했지.
더운 날씨에 건강은 괜찮은지, 입덧은 없는지 걱정해 주었어.
친구는 우리가 언제 벌써 이렇게 커서 아기 엄마가 되냐며 신기해하더라.
엄마와 그 친구는 어렸을 때부터 친구거든.
친구의 축하를 받으니 아주 기분이 좋았단다.

알프스 소녀 하이디

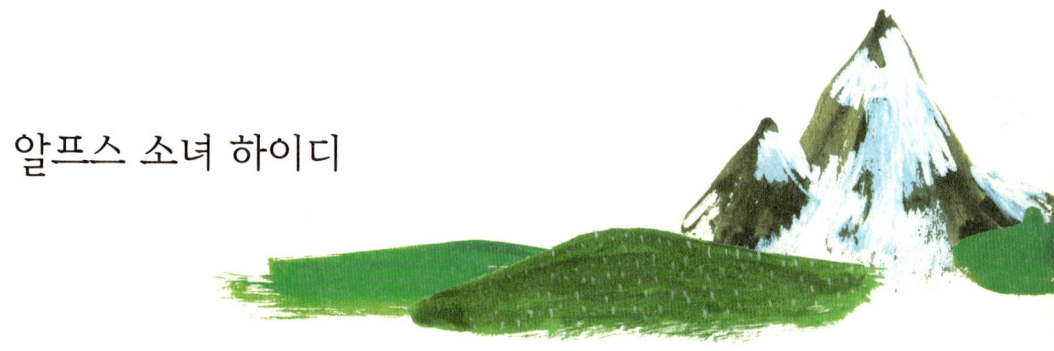

너무도 보고 싶은 하이디에게

안녕, 하이디! 나 클라라야.
벌써 여름이구나. 알프스는 더 푸르른 모습으로 변했겠지?
작년에 알프스에 있는 너희 집에 놀러 갔던 일이 떠올라. 그때 얼마나 행복했는지 몰라. 네가 알프스를 그리워했던 것처럼 나도 네가 많이 그리웠거든.
네가 우리 집에 처음 왔을 때 많이 힘들었지? 내가 너에게 마음을 열지 않았잖아. 네가 미워서 그랬던 게 아니야. 나는 걷지 못해서 바깥에 나가 본 적도 없고, 그러다 보니 친구를 사귈 기회가 없었거든. 내 또래 여자애를 만난 건 처음이었어. 너와 친해지고 싶었지만 어떻게 친해져야 하는지 방법을 몰랐어.

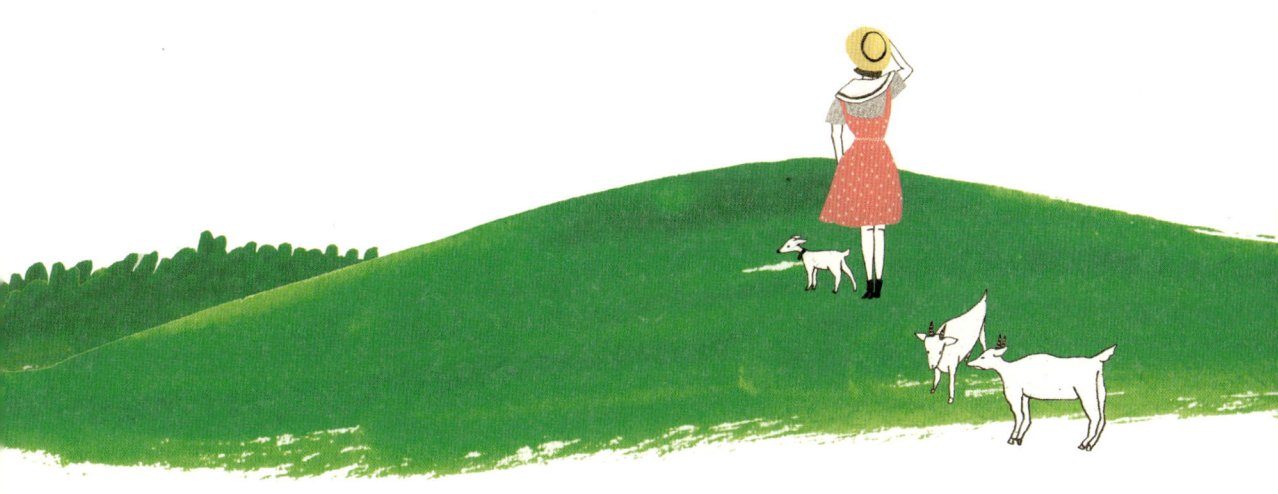

  그래서 너한테 틱틱거렸던 거야. 하지만 네가 나를 진심으로 따뜻하게 대한다는 걸 알게 된 이후로, 나도 너와 친해지고 싶었어.

  하이디, 너는 내가 태어나서 처음으로 사귄 친구야. 우리 집에서 너랑 함께 지냈을 때 나는 정말 신이 났어. 네가 나에게 재밌게 노는 방법을 많이 알려 줬잖아. 그래서 네가 알프스가 그리워 향수병에 걸렸을 때 난 너무 속상했어.

  결국 너는 알프스로 돌아가게 되었고, 한동안 나는 무척 마음이 아팠어. 그런데 네가 작년에 나에게 놀러 오라고 편지를 보냈지. 난 알프스에 가는 날만 손꼽아 기다렸어.

  네 말대로 알프스는 정말 멋진 곳이더라! 네가 충분히 향수병을 앓을 만 해. 알프스에서 내가 처음으로 걷게 된 거, 기억나? 나를 보고 놀라던 어른들의 모습을 아직도 잊을 수 없어.

  나는 집으로 돌아온 후 걷는 연습을 계속해서 지금은 아주 잘 걸어 다녀. 모두 네 덕분이야. 네가 나에게 할 수 있다는 용기를 주었잖아.

하이디, 나는 매일 너를 생각해. 내가 알프스에서 집으로 돌아오던 날, 헤어지기 싫다고 우는 나에게 네가 그랬잖아.

"클라라, 중요한 건 마음의 거리야. 멀리 떨어져 있어도 서로를 진심으로 생각하면 우리는 계속 친한 친구인 거야."

네 말대로 거리는 중요하지 않아.

하이디, 이번 여름에는 네가 우리 집으로 놀러와. 네가 오는 날, 나는 달려 나가서 너를 맞이할 거야. 그러니까 꼭 이번 여름에 놀러 와야 해.

정말 보고 싶다, 하이디.

너의 친구 클라라가

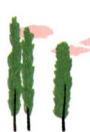

내가 힘들 때, 속상할 때, 어려울 때 나를 도와줄 수 있는 건 친구야.
내가 기쁠 때, 행복할 때 나와 함께 기쁨을 배로 만들어 주는 사람도 친구란다.
나를 아껴 주고 사랑해 주는 친구가 있다는 건 정말 행복한 일이야.

한 사람이 베푼 거대한 사랑

톤즈에 사는 딩카족은 싸움을 주저하지 않을 정도로 용맹하고 강인하대.
딩카족은 눈물을 보이는 것을 가장 큰 수치라고 여기는데,
이 부족이 하염없이 눈물을 흘린 날이 있대.

이태석 신부 이야기

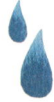

　제제는 교실 문을 열고 들어왔어. 오늘은 제제가 선생님으로 학교에 온 첫날이야. 아직 학생들은 아무도 오지 않았어.
　제제는 학생들이 앉는 책상으로 걸어가 의자를 빼서 앉았지. 예전에는 의자가 딱 맞았는데, 이제는 아주 작았어. 제제는 의자에 앉아 칠판을 바라보았어.
　'오늘부터 내가 저기에 서서 학생들을 가르친다니. 과연 잘할 수 있을까?'
　제제는 또 다시 쫄리 신부님이 그리워졌어. 쫄리 신부님은 제제를 처음 학교로 데려와 주신 분이야. 이 학교도 쫄리 신부님이 세우셨지. 제제는 쫄리 신부님이 처음 톤즈에 오셨을 때를 떠올렸어. 제제가 여덟 살 때였지.
　쫄리 신부님은 얼굴이 아주 하얗고 생글생글 웃는 분이셨어. 한국에서 갓 사제 서품을 받고 아프리카에서 가장 오지로 불리는 톤즈로 오신 거였어. 한국

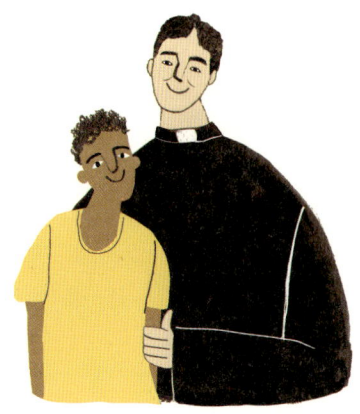

이름은 이태석이고, 영어 이름은 '존 리'였어. 그래서 아이들은 신부님을 쫄리라고 불렀지.

하루는 제제가 신부님에게 왜 여기에 오셨냐고 물어본 적이 있어. 톤즈는 수단의 오랜 내전으로 폐허가 된 지역이었거든. 살기가 아주 척박한 곳이야.

"너희들과 함께 지내려고 왔단다."

쫄리 신부님은 제제의 어깨를 따뜻하게 감싸 안으며 대답하셨어.

쫄리 신부님의 원래 직업은 의사였어. 신부님은 흙담과 짚풀로 지붕을 엮어 병원을 세우셨어. 그리고 말라리아와 콜레라로 죽어 가는 사람들을 치료해 주셨지. 병원까지 오지 못하는 주민들을 위해 먼 오지를 순회하며 진료도 하셨어.

그뿐만이 아니야. 매년 수많은 사람들이 콜레라로 죽어나가자 오염된 강물을 마셔서 그렇다며 안타까워하다가 직접 여러 곳에 우물을 파셨어. 신부님은 톤즈 사람들에게 농경지를 일구는 방법도 알려 주셨고, 아이들이 공부할 수 있도록 학교도 세우셨지. 교육이야말로 절망에 빠진 톤즈를 일으켜 세울 무기라고

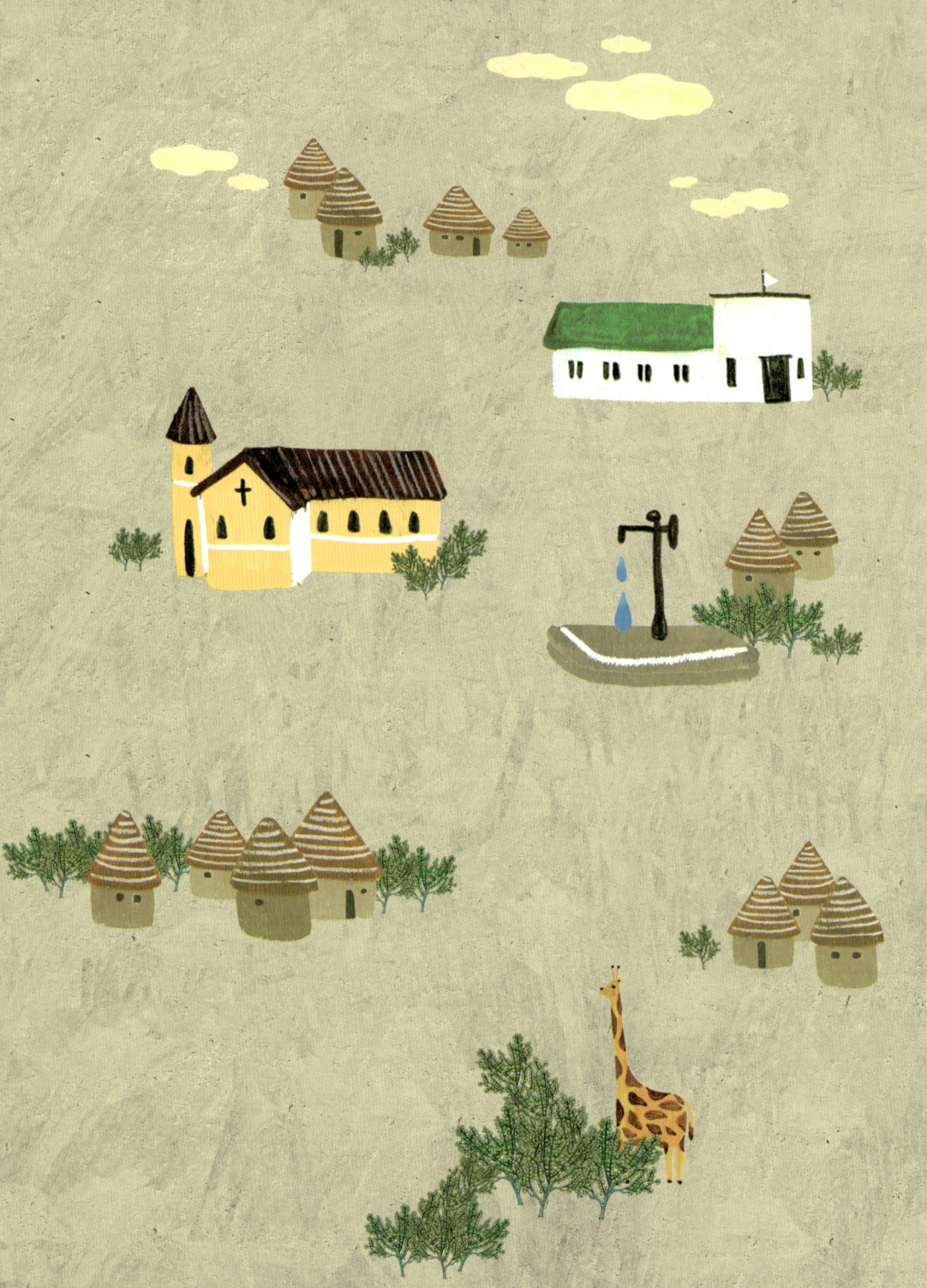

하셨어. 제제는 쫄리 신부님이 처음 가르친 제자야.

　제제는 쫄리 신부님과 함께 공부하는 게 정말로 즐거웠어. 가장 즐거웠던 건 신부님과 함께 했던 '브라스밴드'야. 신부님은 제제와 친구들에게 음악을 가르쳐 주셨어. 악기를 연주할 때만큼은 하늘을 나는 것처럼 너무 신이 났어. 쫄리 신부님은 제제에게 많은 것을 가르쳐 주셨어. 항상 희망을 잃지 말라고 말씀해 주셨고, 톤즈를 더 좋은 곳으로 만들기 위해 노력해야 한다고 일러 주셨어.

　쫄리 신부님 덕분에 톤즈는 조금씩 변화하기 시작했어. 처음에 신부님을 보고 회의적이었던 어른들도 신부님을 도와 함께 마을을 가꾸는 노력을 했어. 우물과 병원, 학교, 이 모든 건 쫄리 신부님이 아니었다면 만드는 게 결코 쉽지 않았을 거야.

　제제는 쫄리 신부님을 보며, 얼른 커서 신부님 일을 돕는 사람이 되고 싶다고 생각했어.

　'나도 나중에 학교 선생님이 되고 싶어. 신부님처럼 아이들을 가르칠 거야.'

　하지만 제제의 소원은 이루어지지 않았어. 쫄리 신부님께서 대장암에 걸려 세상을 떠나셨거든. 신부님은 치료를 받아야 한다는 의사의 권유를 받고도 계속 톤즈를 위해 일을 하셨어. 신부님께서 돌아가셨을 때 톤즈 사람들은 눈물을 멈출 수 없었어.

　제제가 한참 쫄리 신부님 생각을 하고 있는데, 교실 문이 열렸어. 그 앞에는 작은 남자 아이가 서 있었어. 오늘 처음 학교에 온 아이인가 봐. 남자 아이는 부끄러움이 많아 교실로 들어올 용기가 나지 않는지 가만히 서 있었어.

제제는 의자에서 일어났어. 그리고 아이에게 다가가 손을 잡으며 말했지.
"어서 오렴. 나는 제제 선생님이란다."
쫄리 신부님이 제제에게 했던 것과 똑같았지.

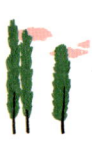

"밀알 하나가 땅에 떨어져 죽으면 많은 열매를 맺는다."는 성경 구절이 있어.
이태석 신부님이야말로 이 말을 실천하신 정말 위대한 분이란다.
너무 빨리 신부님을 데려가신 하늘이 원망스럽기도 하지만
신부님은 톤즈에는 희망을, 다른 사람들에게는 가르침을 남기고 가셨단다.

사랑이라는 묘약을 너에게 주고 싶어

세상에서 가장 가벼운 공주가 있대. 너무 가벼워서 둥둥 떠다닌다는구나.
신나겠다고? 꼭 그렇지는 않아.
하늘로 날아가 버릴까 봐 하녀들이 두 팔을 꼭 잡고 있거나
두 다리에 무거운 돌을 매달고 있어야 한대.
날아다니는 공주의 이야기가 궁금하지 않니?

가벼운 공주

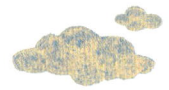

　아기를 무척 기다리는 왕과 왕비가 있었단다. 오랜 기다림 끝에 어여쁜 공주가 태어났고, 왕은 잔치를 벌였지. 그런데 왕은 깜빡하고 자신의 고모인 심술쟁이 요정 마켐노이트를 부르지 않은 거야.
　뒤늦게 소식을 알게 된 마켐노이트가 찾아왔어.
　"감히 날 빠뜨렸겠다! 공주는 앞으로 몸도, 영혼도 가벼워서 평생 둥둥 떠다닐 것이다!"
　심술쟁이 마켐노이트는 공주에게 저주를 내렸지.
　그때부터 공주는 먼지만큼 가벼워져서 둥둥 떠다니기 시작했어.
　나이가 들면서 공주의 몸은 커졌지만 여전히 가벼웠지. 신하들은 항상 공주의 두 팔을 꼭 잡아야만 했어. 혼자 있을 때면 공주는 두 다리에 무거운 돌을 달거나 양손에 무거운 걸 쥐고 있어야 했어. 그렇지 않으면 바로 하늘로 올라가 버리거든. 그럴 때면 신하들은 얼른 달려와 공주의 다리에 줄을 묶어 끌어 내려야 했어.

그런데 문제는 공주가 몸만 가벼운 게 아니었다는 거야. 공주는 슬픔도, 기쁨도 느끼지 못했어. 심지어 공주를 돌보던 신하가 다리를 다쳤는데도 공주는 슬퍼하기는커녕 깔깔거리며 웃었어. 공주는 아무 감정을 느끼지 못했지.

왕은 유명한 의사들을 불러 공주를 치료하려고 했어. 공주를 낫게 하는 사람에게는 큰 상을 내리겠노라 했지만 아무도 공주의 병을 고치지 못했지.

어느 날 공주는 호수 근처로 나들이를 나왔어. 그때 공주가 몸을 비트는 바람에 신하가 공주의 팔을 놓친 거야. 공주는 하늘로 붕 떴고, 다행히 나무에 부딪혀 아래 호수로 떨어졌어. 그런데 웬일이야? 물속에 빠진 공주는 하늘로 붕 뜨지 않았어. 물에서는 중력을 가질 수 있었거든. 그 이후로 공주는 틈 날 때마다 호수에 와서 헤엄을 치며 놀았어. 공주는 호수를 무척 사랑했어. 호수에서는 자유롭게 움직일 수 있었으니까.

하루는 이웃 나라 왕자가 지나가던 길에 호수에서 놀고 있는 공주를 봤어. 왕자는 공주가 호수에 빠진 걸로 착각을 해서 공주를 구했지. 호수에서 나온 공주는 왕자에게 화를 냈어.

"네가 누군데 내가 노는 걸 방해해?"

왕자는 공주를 보고 한눈에 반했어. 공주가 신경질을 냈지만 그 모습마저 너

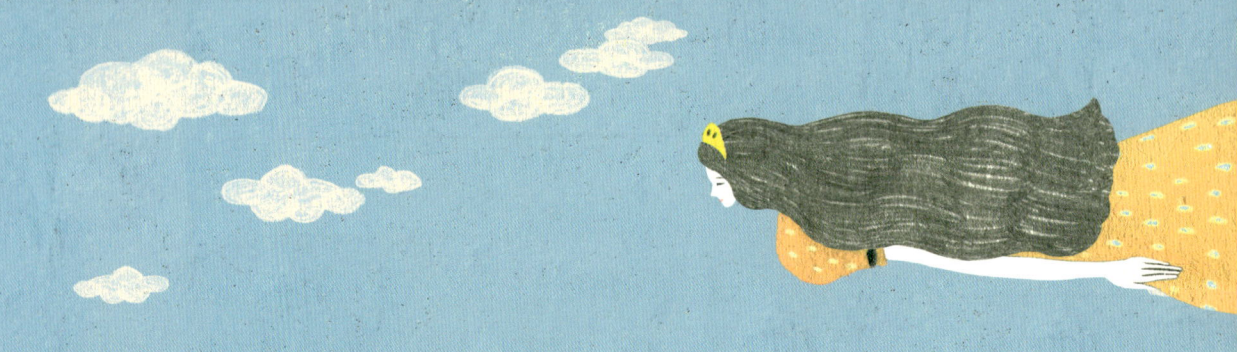

무 아름답게 느껴졌어. 그 이후로 왕자는 매일같이 공주를 보러 왔단다.

공주에게 저주를 내린 마켐노이트 요정 기억나니? 그 요정이 공주가 호수를 좋아한다는 소식을 듣게 돼. 심술쟁이 요정이 가만히 있을 리가 없잖아. 화가 난 요정은 어둠의 흰 뱀을 만들어서 호수를 말려 버렸어. 호수 바닥에 구멍이 나서 물이 점점 줄어드는 거야. 호수의 물이 줄어들수록 공주는 너무 속이 상했어.

왕자는 상심한 공주를 위해 큰 결심을 해.

'사랑하는 공주를 더 이상 슬프게 만들 순 없어!'

왕자는 호수로 걸어 들어가. 그리고 구멍이 난 바닥을 자기 몸으로 막아 버려. 사랑하는 공주를 위해 자신을 희생한 거지. 그러자 호수의 물은 다시 차오르기 시작했어.

뒤늦게 왕자가 호수로 들어갔다는 사실을 알게 된 신하들이 달려와 왕자를 구한단다. 하지만 왕자는 숨을 쉬지 않았어.

신하들을 따라온 공주도 쓰러져 있는 왕자를 보게 돼. 이미 왕자의 얼굴은 새하얗게 변해 있었고 숨결마저 거의 느낄 수 없었지. 그런 왕자의 모습을 본 순간 공주는 갑자기 슬픔을 느꼈어.

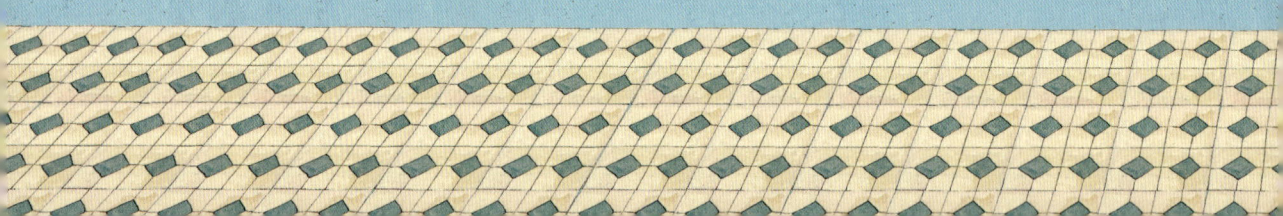

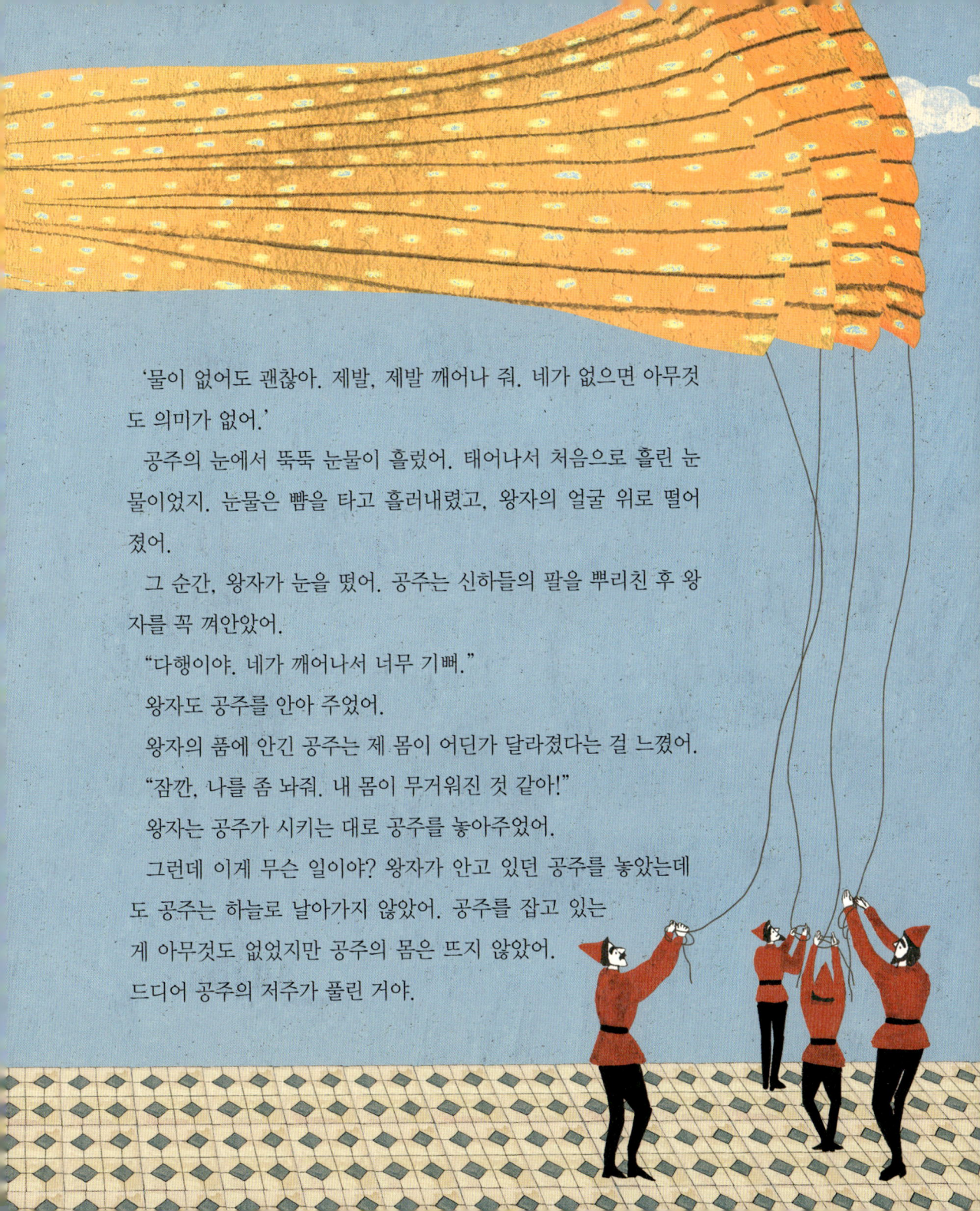

'물이 없어도 괜찮아. 제발, 제발 깨어나 줘. 네가 없으면 아무것도 의미가 없어.'

공주의 눈에서 뚝뚝 눈물이 흘렀어. 태어나서 처음으로 흘린 눈물이었지. 눈물은 뺨을 타고 흘러내렸고, 왕자의 얼굴 위로 떨어졌어.

그 순간, 왕자가 눈을 떴어. 공주는 신하들의 팔을 뿌리친 후 왕자를 꼭 껴안았어.

"다행이야. 네가 깨어나서 너무 기뻐."

왕자도 공주를 안아 주었어.

왕자의 품에 안긴 공주는 제 몸이 어딘가 달라졌다는 걸 느꼈어.

"잠깐, 나를 좀 놔줘. 내 몸이 무거워진 것 같아!"

왕자는 공주가 시키는 대로 공주를 놓아주었어.

그런데 이게 무슨 일이야? 왕자가 안고 있던 공주를 놓았는데도 공주는 하늘로 날아가지 않았어. 공주를 잡고 있는 게 아무것도 없었지만 공주의 몸은 뜨지 않았어. 드디어 공주의 저주가 풀린 거야.

이후로 공주는 기쁨, 슬픔, 즐거움 등 모든 감정을 다 느끼며 왕자와 함께
행복하게 살았단다.

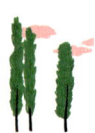

공주가 몸과 영혼의 무게를 되찾을 수 있었던 건 왕자의 사랑 때문이란다.

왕자를 향한 사랑을 깨달았기 때문에 공주는 눈물을 흘린 거야.

아가야, 엄마와 아빠도 왕자처럼 너를 진심을 다해 사랑할 거야.

사랑한다, 아가야.

사랑하기 때문에 사랑하는 거야

가끔 엄마와 아빠의 설레던 첫 만남을 떠올려 본단다.
우리는 왜 사랑에 빠졌을까?
어떤 점 때문에 서로 끌렸을까?

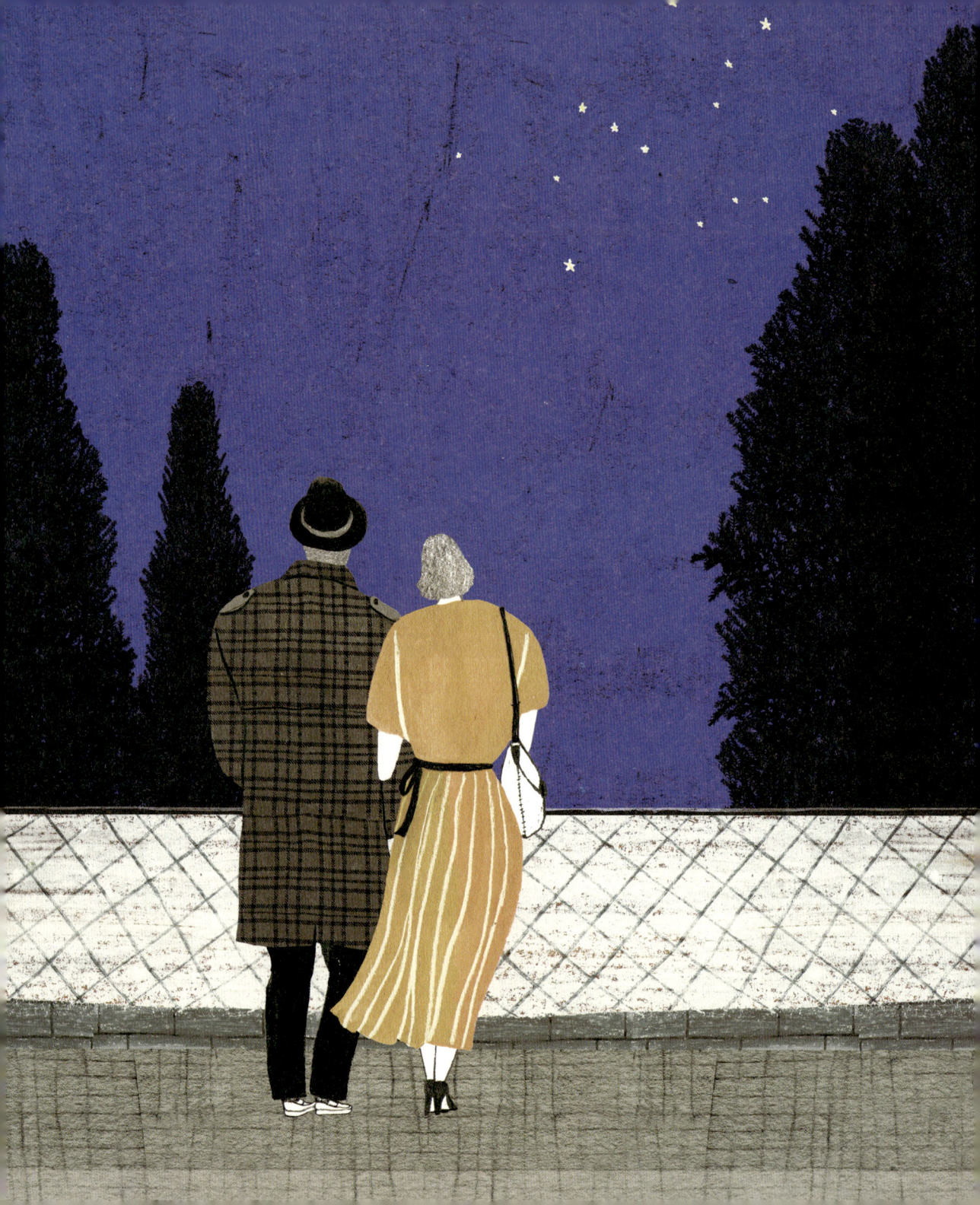

사랑하는 까닭

—한용운

내가 당신을 사랑하는 것은
까닭이 없는 것이 아닙니다.
다른 사람들은 나의 홍안만을 사랑하지마는
당신은 나의 백발도 사랑하는 까닭입니다.

내가 당신을 그리워하는 것은
까닭이 없는 것이 아닙니다.
다른 사람들은 나의 미소만을 사랑하지마는
당신은 나의 눈물도 사랑하는 까닭입니다.

내가 당신을 기다리는 것은
까닭이 없는 것이 아닙니다.
다른 사람들은 나의 건강만을 사랑하지마는
당신은 나의 죽음도 사랑하는 까닭입니다.

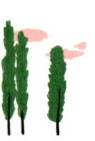

사랑에는 오직 한 가지 이유만이 있지.
사랑하기 때문에 사랑하는 거야.
엄마와 아빠가 서로에게 그랬듯이
너도 우리에게 마찬가지란다.
네가 우리 아가이기 때문에 우리는 영원히 너를 사랑할 거야.

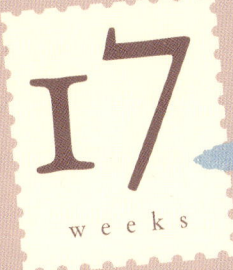

용서가 필요해

누구나 살면서 실수를 할 수 있어. 세상에 완벽한 사람은 없거든.
실수를 한 사람을 무조건 탓하기만 해서는 안 돼.
그 사람을 비난하기보다 감싸 안아 주렴.
그래야 그 사람이 다음엔 실수를 안 할 수 있단다.

레 미제라블

한밤중 누군가 성당 사제관 문을 두드렸어. 자다 깬 신부님은 바깥으로 나갔지.

"누구시오?"

문 앞에는 경찰이 서 있었어. 그 옆에는 수염이 덥수룩한 남자가 함께 와있었지. 신부님은 한눈에 남자를 알아보았어.

어제 저녁, 신부님이 외출을 나갔다가 돌아오는 길에 한 남자를 만났어. 추운 겨울인데도 남자는 옷을 아주 얇게 입은 채 덜덜 떨고 있었어. 남자는 갈 곳이 없는지 성당 벽에 기대어 앉아 있었지.

"저기, 혹시 주무실 곳을 찾고 있나요?"

"네. 그렇습니다."

남자가 신부님을 경계하며 대답했어.

"잘됐네요. 마침 저와 함께 지내는 수사님이 일이 있어 오늘 밤 오지 않으신답니다. 그곳에서 오늘 주무시면 돼요."

"그래도 될까요?"

"물론이죠."

신부님은 남자를 사제관 안으로 데려왔어.

"저녁은 드셨나요?"

"아직……."

남자가 말끝을 흐렸어. 신부님은 남자를 위해 얼른 저녁을 차려 주었지.

음식을 본 남자는 허겁지겁 먹기 시작했어. 저렇게 먹다가 체하는 게 아닐까 걱정될 정도였지. 신부님은 음식은 많으니까 걱정하지 말라며 천천히 먹으라고 했어.

저녁 식사를 마친 후 신부님은 남자를 수사님의 방으로 안내했어. 그리고 신부님도 자기 방으로 들어갔지.

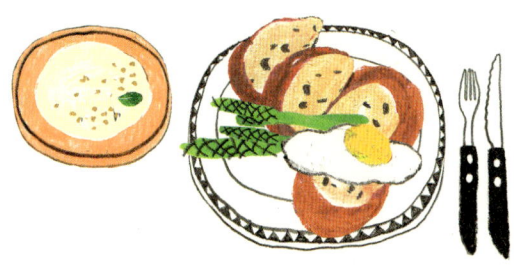

신부님이 방에서 책을 읽고 있는데 바깥에서 달그락거리는 소리가 들리는 거야. 무슨 소리인가 싶어 나가 보니, 수사님 방 문이 열려 있었어. 남자가 말도 없이 가 버린 거야. 신부님은 남자에게 무슨 사정이 있었나 보다 생각하고 다시 방으로 들어와 잠을 청했어.

그런데 지금 신부님 눈앞에 어제 그 남자가 있는 거야.

"이건 신부님 물건이 맞죠?"

경찰이 신부님에게 은촛대를 들이밀며 물었어. 이 촛대는 분명 주방 식탁 위에 있던 건데, 특별 제작한 거라 신부님은 단번에 알아봤지.

"이 남자 말로는 신부님이 주셨다는데 도통 믿을 수 있어야 말이죠. 신부님이 주신 게 아니죠?"

경찰이 신부님에게 물었고, 신부님은 남자를 바라보았어. 남자는 고개를 푹 숙이고 있었지.

"맞습니다. 제가 선물로 준 거예요. 그런데 무슨 문제가 있습니까?"

"아, 그게. 저기."

경찰은 아무 말도 하지 못했어. 그리고 남자에게 죄송하다는 인사를 하고 떠났지.

갑자기 남자가 신부님 앞에 무릎을 꿇었어.

"신부님, 정말 감사합니다. 그리고 죄송합니다. 제가 정말 큰 죄를 졌습니다."

남자는 자신의 이름이 장발장이라고 말했어. 실은 자기가 감옥에서 막 출소했고, 돈이 없어 은촛대를 훔쳤다고 고백했어. 장발장은 굶주린 조카를 위해

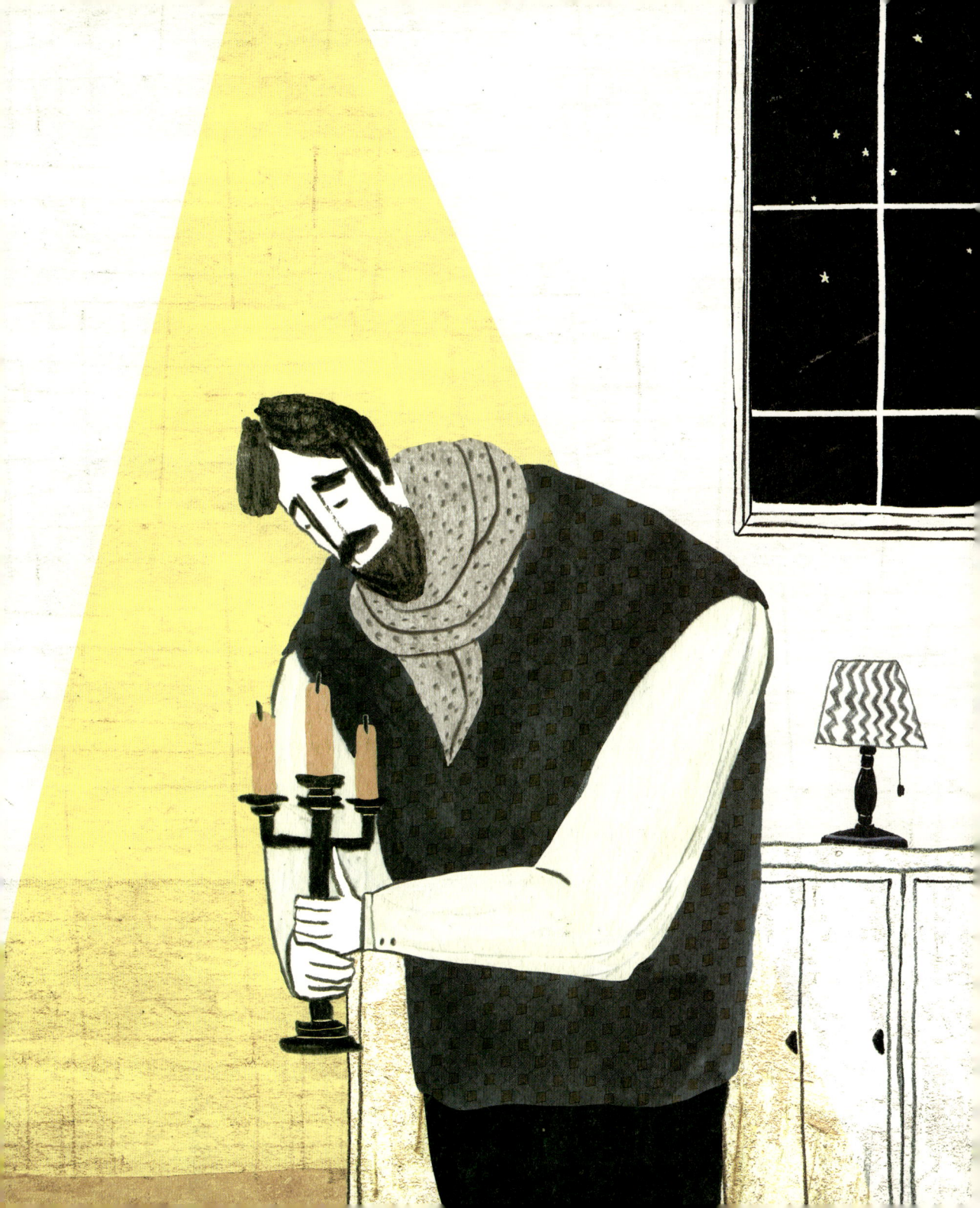

빵 하나를 훔친 죄로 19년 형을 살았다는 거야.

장발장이 신부님에게 은촛대를 돌려드렸는데, 신부님은 다시 그걸 장발장에게 주었어.

"이 은촛대를 가져가세요. 대신 앞으로 정직하게 사세요."

신부님의 말씀에 장발장은 눈물을 흘렸어. 그 이후로 장발장은 사회에 대한 미움을 버리고 열심히 살아갔단다.

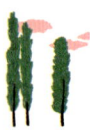

빵을 훔친 죄로 19년형을 받다니……
잘못을 했지만 장발장은 정말 억울했을 거야.
하지만 신부님이 사랑으로 감싸 안아 주셨기 때문에
장발장은 억울한 마음을 버릴 수 있었어.
무조건 잘못을 질타하기보다 괜찮다고 안아 줄 때가 필요하단다.

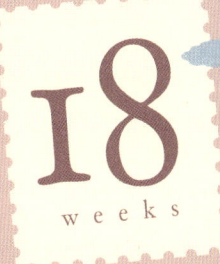

나눌 줄 아는 마음을 줄게

오늘 엄마는 아빠 지갑에 살짝 용돈을 넣어 주었어.
아빠가 깜짝 용돈에 얼마나 좋아했는 줄 모른단다.
신기하게 엄마 기분이 더 좋더라.
무언가를 받는 것도 좋지만 주는 것도 참 행복한 것 같아.

만년샤쓰

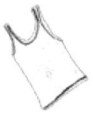

창남이는 시원시원하고 유쾌한 성격 때문에 반 아이들에게 인기가 아주 많았어. 한국 최초의 비행사 안창남과 이름이 비슷해 별명은 '비행사'이기도 했지.

창남이는 재밌는 말을 많이 해서 아이들을 항상 즐겁게 했어. 걱정이 있는 친구에게는 재미난 말로 기분을 풀어 주고, 곤란한 일을 겪는 아이에게는 좋은 의견을 내어 문제를 해결해 주었지. 그래서 비행사의 이름은 더욱 높아졌어.

창남이는 어머니와 단 둘이 살고 집안 형편이 넉넉하지 못했지만 창남이 얼굴에는 조금도 그늘이 없었어. 이십 리도 넘는 길을 걸어 학교에 오고, 다 떨어진 옷과 모자를 쓰고 다녔지만 한 번도 얼굴을 찌푸리거나 불평하는 적이 없었어. 창남이는 잘 사는 다른 친구들을 부러워하지도 않았고, 자신의 처지를 창피해하지도 않았어.

그런데 어느 날부터 창남이의 별명이 하나 더 생겼어. 아이들은 창남이를 '만년샤쓰'라고 불렀지.

새로운 별명이 붙은 건 지난 체조 시간에 생긴 일 때문이었어.

그날은 그해 겨울 들어 가장 추운 날이었지. 아이들은 추운 날씨를 참지 못하고 옷을 몇 겹씩 입고 다녔어. 체조 시간이 되자 선생님은 아이들에게 양복저고리를 벗으라고 말씀하셨지. 아이들은 무서운 선생님의 말씀에 하나둘 양복저고리를 벗었어. 하지만 단 한 사람, 창남이만 웃옷을 벗지 않는 거야. 어떤 일에도 당당하던 창남이가 얼굴이 빨개져서는 어쩔 줄 몰라 하며 서 있었어.

"한창남, 양복저고리 벗어라!"

선생님은 창남이에게 말했어.

"선생님, 만년샤쓰도 됩니까?"

창남이는 웃옷을 벗기 전에 선생님에게 물었어.

"만년샤쓰가 무엇이냐? 실없는 소리 하지 말고 얼른 웃옷이나 벗어라."

잠시 후 창남이가 웃옷을 벗었어. 그런데 창남이는 아무것도 입지 않은 맨몸이었던 거야. 선생님께서는 깜짝 놀라셨고, 아이들은 깔깔대며 웃었어.

"한창남, 왜 양복저고리 안에 옷을 입지 않은 거냐?"

"없어서 못 입었습니다."

창남이가 말한 만년샤쓰는 바로 맨몸이었던 거야. 그 후로 창남이의 별명은 '만년샤쓰'가 된 거야.

오늘 창남이가 왜 만년샤쓰가 되었는지 그 이유가 밝혀졌어. 한 번도 지각을

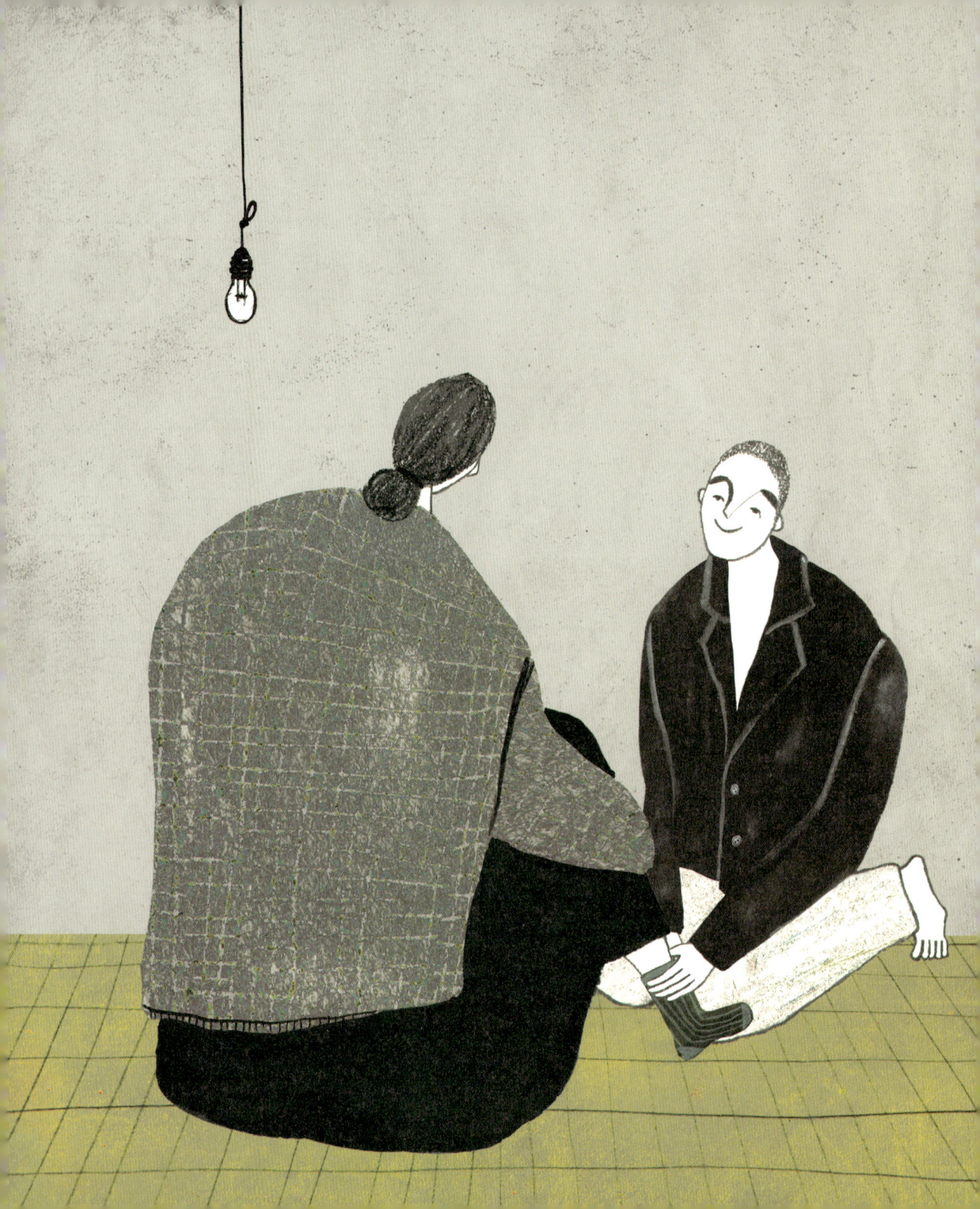

하지 않던 창남이가 웬일인지 좀 늦었어. 그런데 교실로 들어선 창남이의 옷차림이 아주 이상했어. 맨살에 다 떨어진 한복 겹바지와 양복저고리, 맨발에 짚신만 신고 학교에 온 거야. 선생님이 오늘은 또 왜 그렇게 옷을 입고 왔냐고 창남이에게 물었어.

"선생님, 실은 저희 동네에 불이 났습니다. 동네에 많은 집이 불에 타고, 집 안에 있는 물건도 모두 타 버렸지요. 다행히 저희 집은 반밖에 타지 않았습니다. 어머니께서 저와 어머니가 입을 옷 한 벌씩만 남기고 이웃에 나눠 주자 하셔서 그렇게 했어요."

"이 녀석아. 그렇다고 속옷까지 다 벗어 주면 어떡하냐?"

"그건 저희 어머니께 드렸어요. 어머니께 제가 입을 건 있다고 거짓말하고, 제 내복과 양말, 샤쓰를 어머니께 입혀 드렸어요. 저희 어머니는 앞을 못 보시거든요."

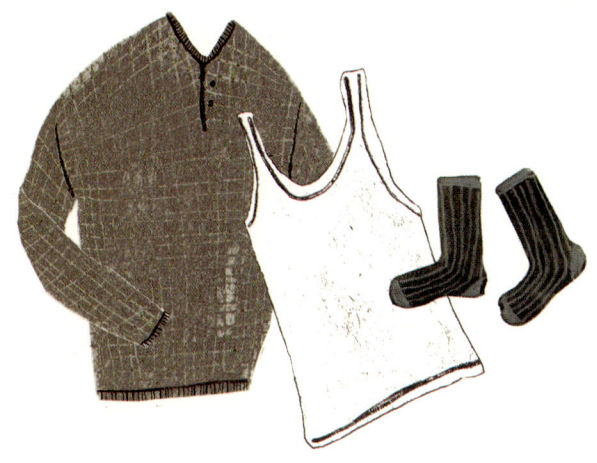

창남이는 조금도 부끄러워하지 않고 대답했어. 창남이의 말이 끝나자마자 선생님도 반 아이들도 다들 아무 말도 하지 않았어.
다만 모두들 소리 없이 눈물만 흘렸지.

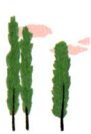

추운 겨울 창남이는 얼마나 추웠을까?
하지만 창남이의 따뜻한 마음 덕분에 다른 사람들은 정말 따뜻했을 거야.
아가야, 진짜 부자는 마음의 부자란다.
풍족하지 않아도 마음만은 누구보다 넉넉한 아이가 되렴.

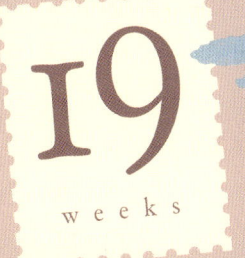

널 사랑해서 모든 걸 줄 거야

자꾸만 보고 싶은 건 바로 사랑에 빠졌다는 뜻이래.
그리고 자꾸만 뭘 주고 싶은 마음도 바로 사랑이래.

선물
―기욤 아폴리네르

그대가 원하신다면
그대에게 드릴게요,
환하게 밝은 아침과
그대가 좋아하는 반짝이는 내 머리카락과
푸르게 빛나는 내 눈을.

만일 그대가 원하신다면
그대에게 드릴게요,
따듯한 햇살 가득한 곳에서
눈을 뜰 때 들리는 소리와
분수에서 흐르는 맑은 물소리를.

마침내 찾아오는 저녁에
내 마음으로 물든 저 노을과
내 작은 손과 당신 곁에 두고 싶은 내 마음을
기꺼이 그대에게 드릴게요.

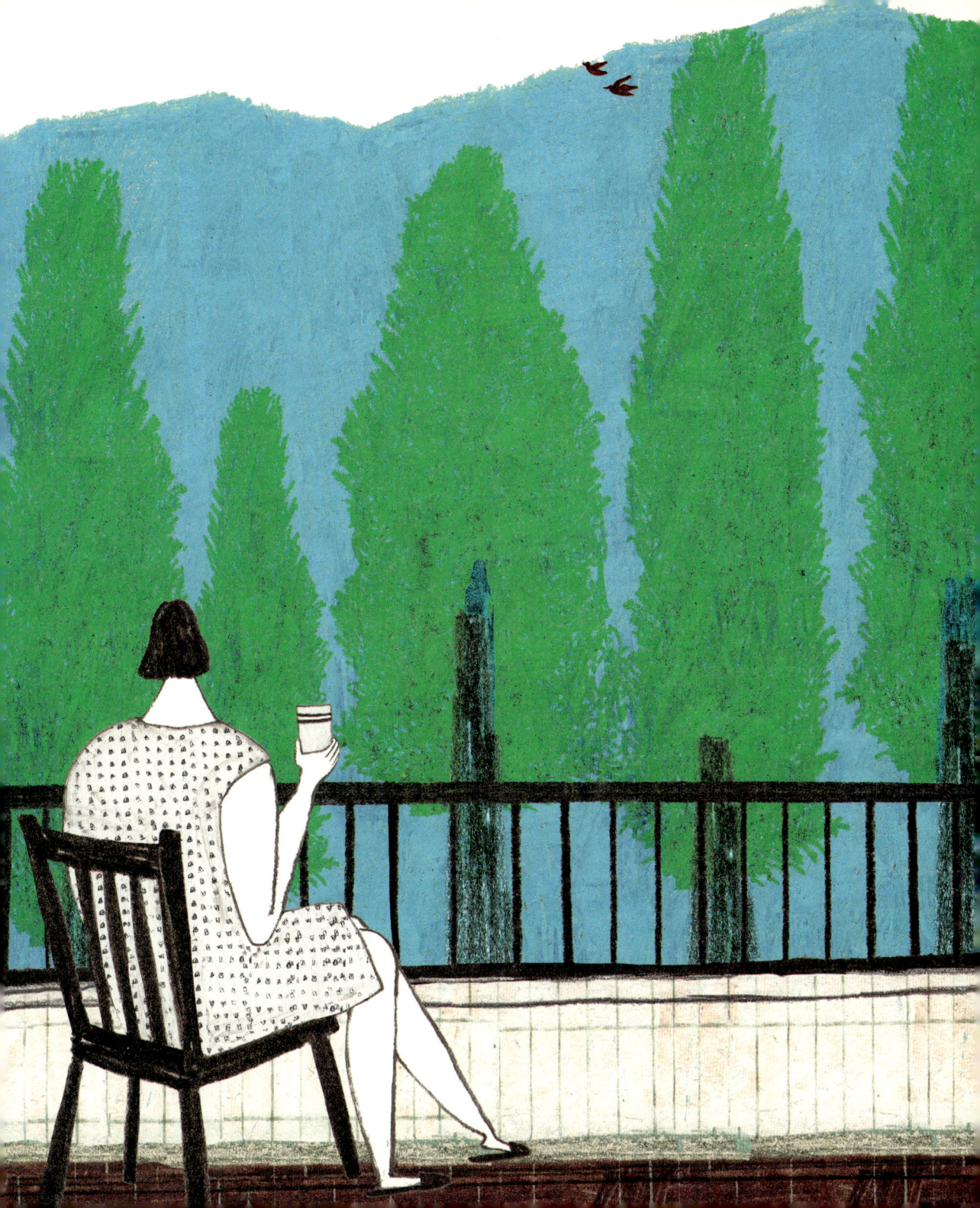

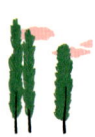

아가야, 너는 엄마와 아빠에게 온 가장 커다랗고 귀한 선물이란다.
너를 만나게 되어서 우리는 너무 기쁘고 행복해.
엄마와 아빠는 널 만날 날만 손꼽아 기다리고 있단다.
무럭무럭 잘 자라렴, 아가야!

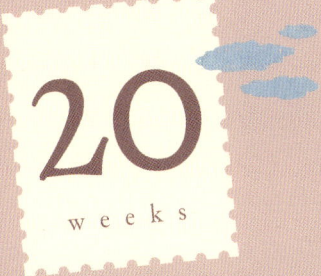

그 어떤 것도 막지 못한 사랑

모딜리아니는 인물화를 주로 그린 화가로 유명해.
몸에 비해 유난히 긴 목과 감정을 알 수 없는 무표정한 얼굴이 모딜리아니 그림의 특징이지.
모딜리아니가 제일 많이 그린 인물은 잔느라는 여성이야.
그가 사랑했던 여자란다.
오늘은 두 사람의 사랑 이야기를 들려줄게.

모딜리아니 이야기

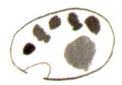

   화가 모딜리아니는 훈훈한 외모에 매너까지 갖춰 여자들에게 인기가 많았어. 모딜리아니를 좋아하는 여자들이 아주 많았지. 그런 모딜리아니에게 운명 같은 여자가 나타나. 바로 잔느였지. 모딜리아니와 잔느는 미술학교에서 처음 만나게 돼.
   둘은 첫눈에 서로에게 반하지. 그 이후로 함께 작업실에서 미술 작업을 하면서 사랑을 키웠어.
   그런데 잔느의 부모님은 모딜리아니를 좋아하지 않았어. 모딜리아니는 잔느보다 14살이나 많았고, 폐결핵으로 몸도 좋지 않았거든.
   "모딜리아니와 결혼하지 말거라. 우린 절대 이 결혼을 허락할 수 없어! 너는 아직 창창하지 않느냐."

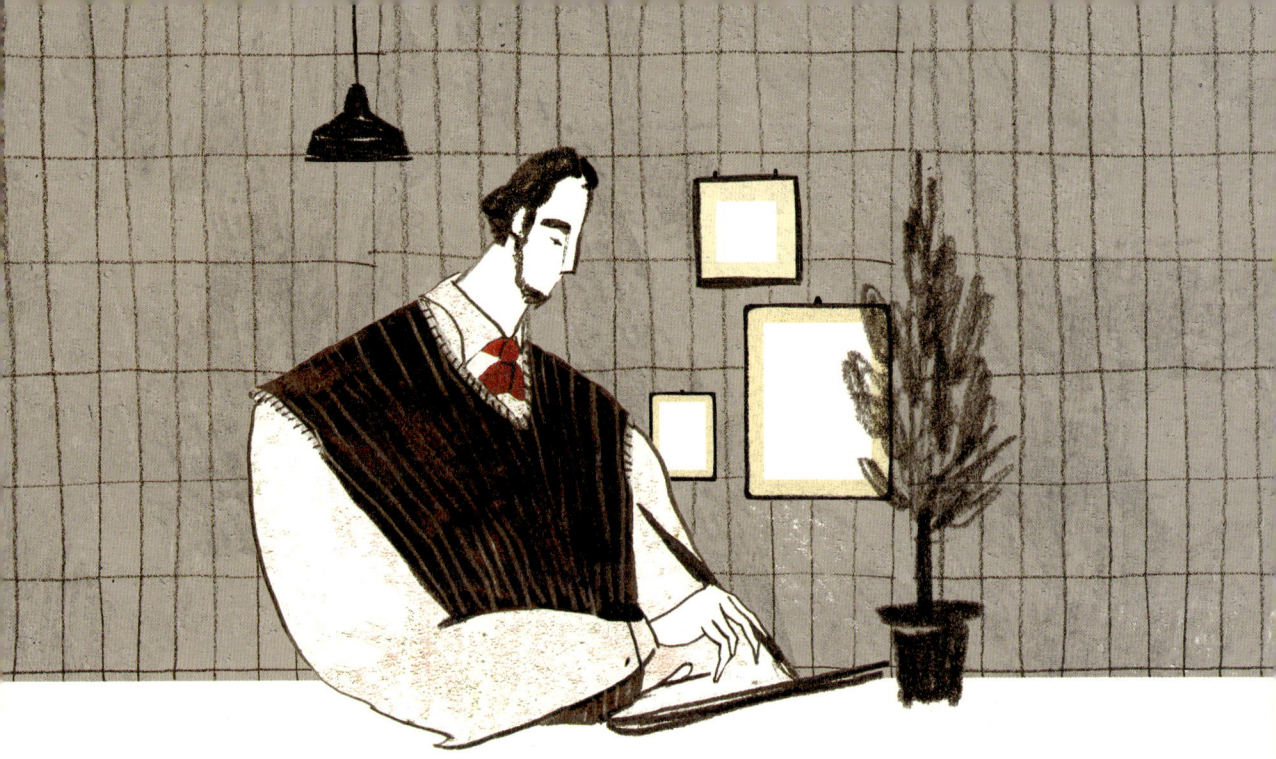

　잔느의 부모는 가난한 무명화가와 딸의 결혼을 반대했어. 모딜리아니와 달리 잔느의 집안은 꽤 부유했거든. 하지만 둘은 서로를 정말 사랑했어. 모딜리아니는 잔느를 만난 이후 그 어느 때보다 열정적으로 그림을 그려.
　모딜리아니의 병세는 악화되었고, 두 사람은 니스의 해변으로 요양을 가게 돼. 모딜리아니는 사랑하는 잔느를 위해 열심히 그림을 그렸고, 잔느는 모딜리아니를 격려했어. 그녀는 모딜리아니가 너무 자랑스럽고 멋지다고 생각했어. 잔느의 응원 덕분에 모딜리아니는 좋은 그림을 많이 그릴 수 있었지. 그들은 가난했지만 서로를 사랑하는 마음은 식지 않았어.
　2년의 시간이 흐른 후, 둘은 다시 파리로 돌아와. 모딜리아니의 병은 쉽게

낫지 않았고 결국 모딜리아니는 쓰러져 병원에 입원하게 돼. 그리고 사흘 뒤 모딜리아니는 세상을 떠나게 돼. 잔느는 모딜리아니를 껴안은 채 절대로 떨어지지 않으려 했고, 사람들은 간신히 잔느를 모딜리아니에게서 떨어뜨려 놓을 수 있었어.

"잔느야. 이제 그만 모딜리아니는 잊고 네 삶을 살아라."

잔느의 부모님이 잔느를 위로했어. 딸의 슬퍼하는 모습을 더 이상 지켜볼 수만은 없었거든. 하지만 며칠 후 잔느는 결국 모딜리아니를 따라가고 말았단다.

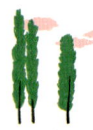

모딜리아니와 잔느가 서로를 얼마나 사랑했는지 느껴지지?
사랑은 영원히 함께 하고 싶은 거야.
엄마와 아빠도 모딜리아니 부부만큼 서로를 사랑하고 있어.
엄마와 아빠, 그리고 아가. 우리 세 가족도 함께 사랑하며 아끼고 살아가자.

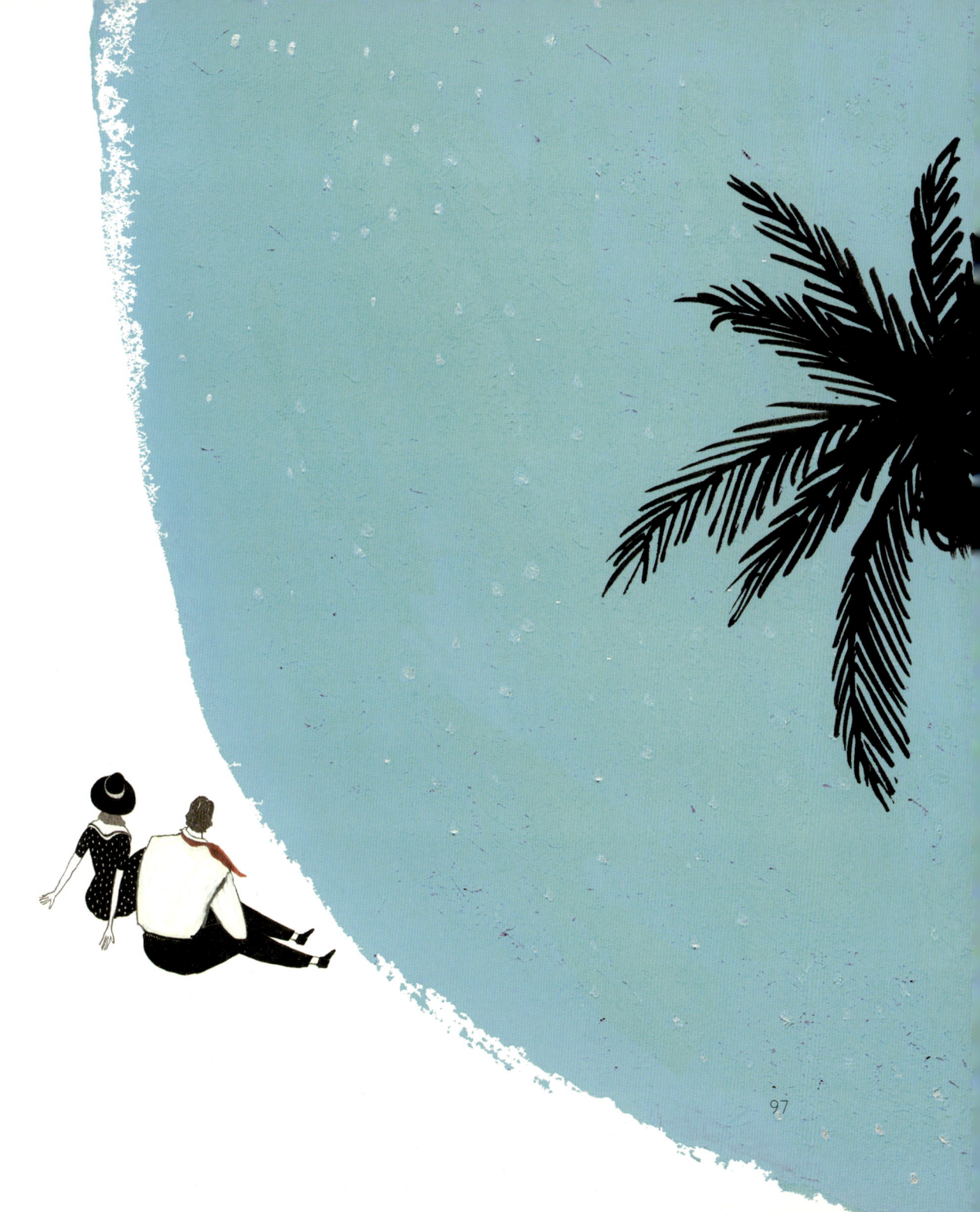

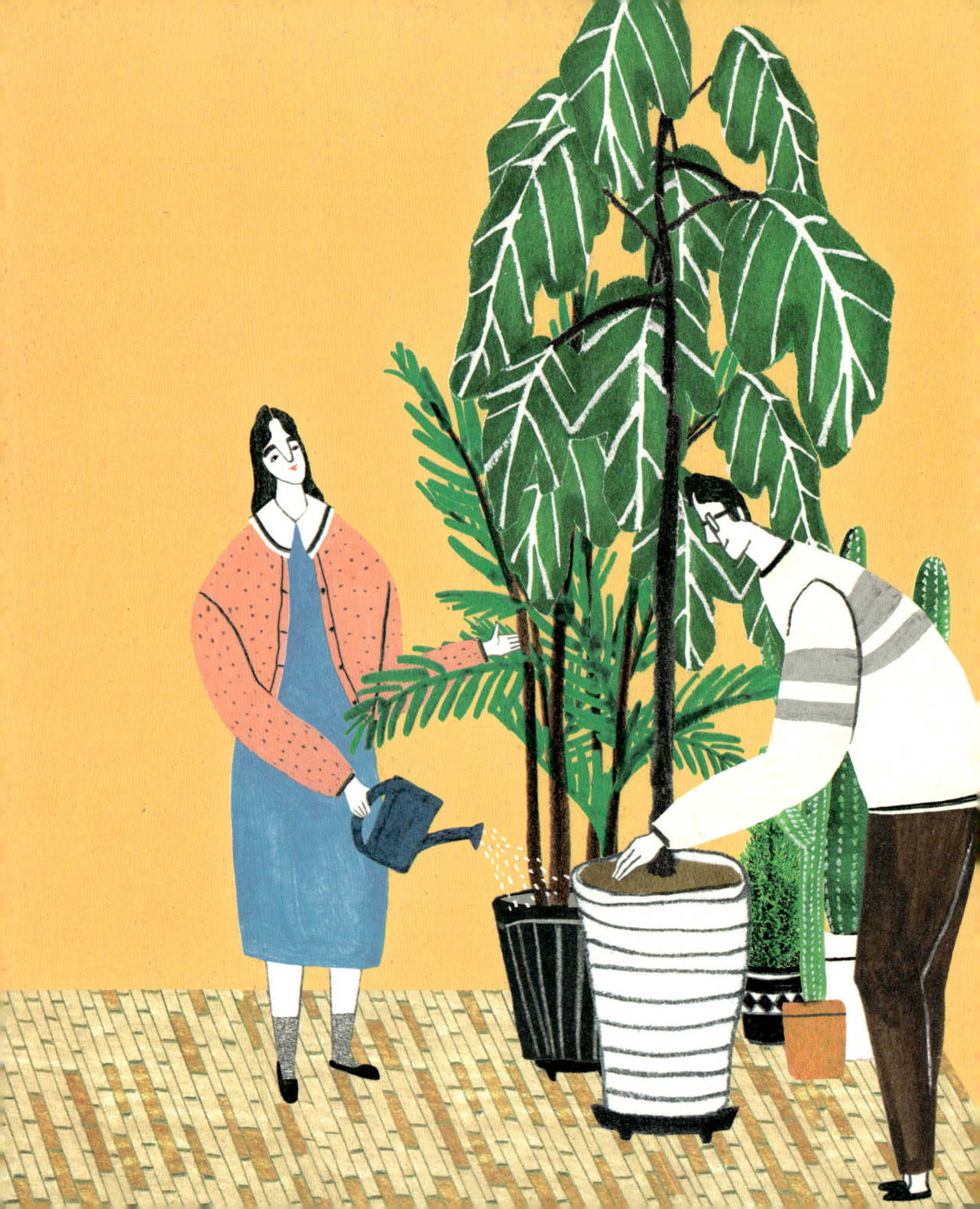

Chapter 3
살아가면서 얻는 '지혜'의 소중함을 아는 아이라면 좋겠어.

태아의 뇌는 임신초기부터 출산 이후까지 지속적으로 발달해요. 임신 4주면 뇌가 형성되고, 12주가 되면 서서히 기억력도 생겨요. 5개월이 되면 소리도 들을 수 있고, 7개월에는 감정을 발차기로 표현할 수도 있어요.
이렇듯 아기는 배 속에서부터 생각할 준비를 하고 있어요.
사람마다 생각의 양과 질은 다 달라요. 좋은 생각을 하는 사람들도 있지만 그렇지 못한 사람들도 있어요. 생각은 바로 '나'예요. 어떤 생각을 하느냐가 바로 그 사람이 어떤 사람인지를 말해 주는 거니까요.
지혜롭고 현명한 사람이 되기 위해서는 끊임없이 배우려는 노력을 해야 해요. 학교에서만 배우는 게 아니에요. 부모님을 보며, 친구를 통해, 일을 하면서 하나씩 하나씩 경험하고 느끼는 게 바로 공부랍니다. 항상 열린 마음으로 배우고 깨닫는 모습을 부모가 보여 준다면 아이도 그렇게 자라겠죠?
엄마가 무슨 생각을 하는지 아기는 다 알고 있어요. 아기를 위해 긍정적으로 생각하고, 좋은 생각을 많이 하세요.

"아가야, 오늘도 우리 즐거운 하루를 보내보자. 엄마가 힘낼게. 오늘도 파이팅이야!"

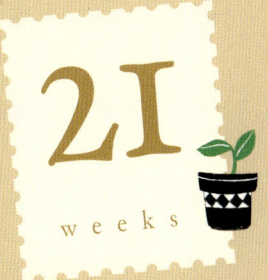

언제나 맑은 정신으로 깨어 있길

아침에 일어나면 기분이 참 좋아. 머리가 아주 맑거든.
마치 깨끗한 도화지 위에 어떤 그림이라도
그릴 수 있을 것 같은 기분이란다.
그래서 아침이면 뭐든 할 수 있을 것 같아.

완두콩 공주

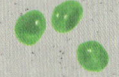

　지혜로운 공주와 결혼하길 원하는 왕자가 있었어. 섬세하고 슬기로운 사람이어야만 백성들의 마음을 잘 헤아릴 수 있을 테니 말이야.
　왕자는 온 나라의 공주들을 모두 초청해서 파티를 열었어. 그러고는 왕궁에서 하룻밤을 자도록 하지. 다음 날, 공주들은 다들 편하게 잘 잤다며 인사를 했어.
　"음, 왕비가 될 만한 공주는 여기에 없군."
　왕자는 공주들을 다 돌려보내.
　어느 날 밤, 거센 바람이 불며 비가 왔어. 갑자기 누군가 왕궁 문을 두드렸고, 왕자가 문을 열었지. 문 앞에는 한 여자가 서 있었어.
　"저는 이웃 마을 공주랍니다. 여행을 왔다가 길을 잃었어요. 저를 하룻밤만

재워 주실 수 있을까요?"
　비를 많이 맞은 여자의 몰골은 말이 아니었어. 하지만 여자는 자신이 당당하게 공주라고 밝혔지. 왕자는 혹시나 하는 생각이 들었어.
"오늘 밤 여기에서 자면 됩니다."
　공주는 왕자가 안내한 방으로 갔어. 그 방 침대에는 아주 두툼한 솜이불이 스무 장이나 깔려 있었어. 지난 번 공주들을 초대했을 때와 똑같았지.
　다음 날 아침 공주가 일어났어. 왕자는 공주에게 지난 밤 잘 잤는지 물었어.
"사실은 조금도 잠을 자지 못했어요."
"왜 그랬나요?"
"등이 너무 배겼거든요."

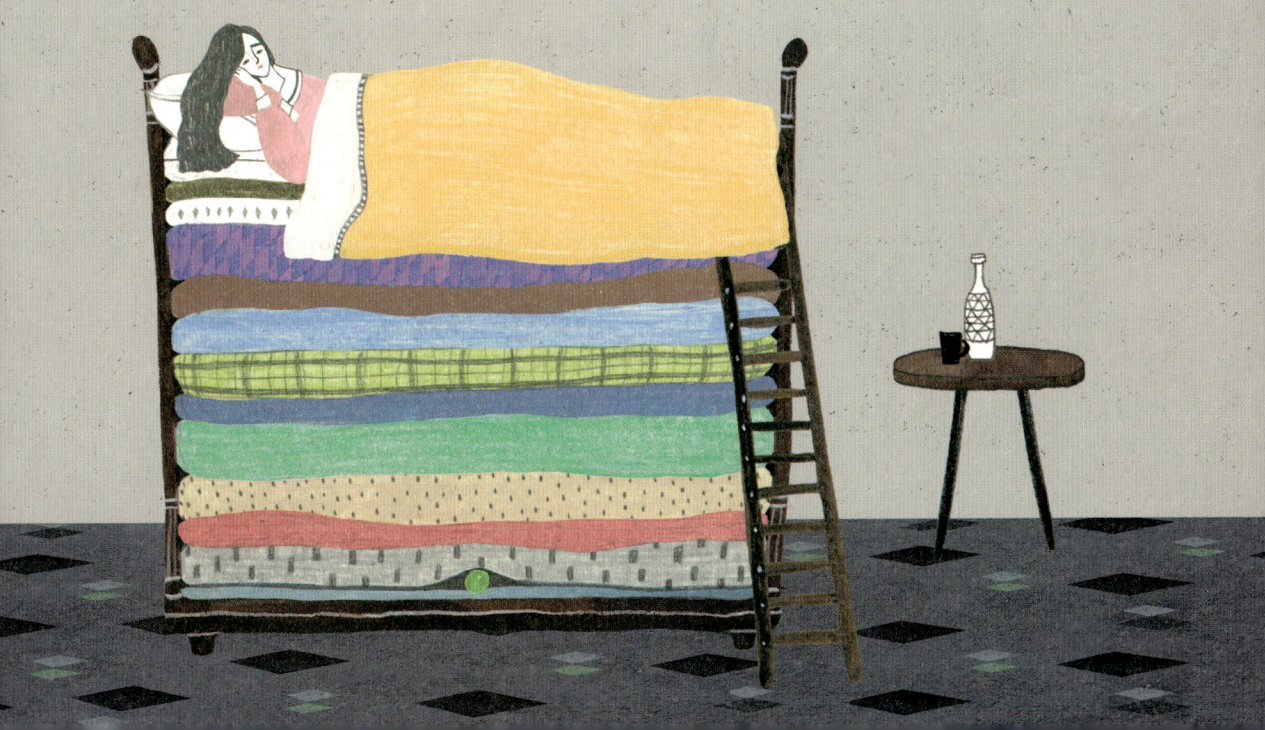

공주의 말이 끝나자마자 왕자가 공주의 손을 잡았어.

"공주님! 저와 결혼해 주실래요?"

공주는 영문을 모른 채 왕자를 바라보았어.

"공주가 지난 밤 잠을 제대로 자지 못한 건 완두콩 때문이랍니다. 제가 이불 맨 아래 완두콩을 깔아 놨거든요."

사실 왕자는 공주들의 잠자리에 모두 완두콩을 깔아 놓은 다음 두꺼운 솜이불을 올려놓은 거야. 왕비가 되려면 예민하고 섬세한 감각을 지닌 사람이어야 하기에, 왕자는 완두콩 테스트를 한 거였어. 그런데 공주들 중 누구도 완두콩이 있다는 걸 몰랐어. 오직 지금 왕자 앞에 있는 공주만이 완두콩의 존재를 알아차렸지.

완두콩 공주는 왕자와 결혼을 했고, 지혜롭게 왕비의 역할을 했단다.

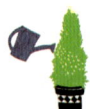

완두콩으로 왕비를 찾다니, 참 재밌는 테스트지 뭐야.
아가야, 삶을 살아가면서 항상 정신이 맑게 깨어 있어야 해.
무디게 살다 보면 여러 가지를 놓치게 되거든.

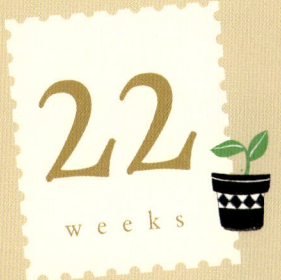

참된 아이로 자라나길

세상을 살아가는 일은 거친 파도를 헤쳐 나아가는 것과 같단다.
가만히 멈춰 있으면 아무 일도 할 수 없어.
그러니 자신감을 잃지 말고 한 발 한 발 나아가야 해.

채근담 菜根譚

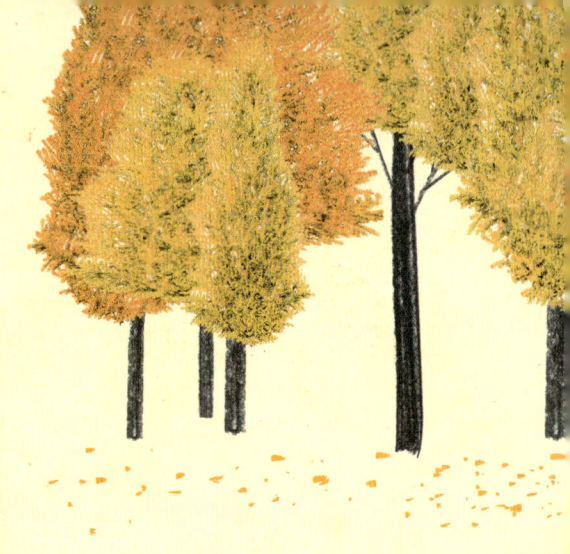

勢利紛華 不近者爲潔 세리분화 불근자위결
近之而不染者 爲尤潔 근지이불염자 위우결
智械機巧 不知者爲高 지계기교 부지자위고
知之而不用者 爲尤高 지지이불용자 위우고

處世 讓一步爲高 처세 양일보위고
退步 卽進步的張本 퇴보 즉진보적장본
待人 寬一分是福 대인 관일분시복
利人 實利己的根基 이인 실리기적근기

念頭濃者 自待厚 염두농자 자대후
待人亦厚 處處皆濃 대인역후 처처개농
念頭淡者 自待薄 염두담자 자대박
待人亦薄 事事皆淡 대인역박 사사개담

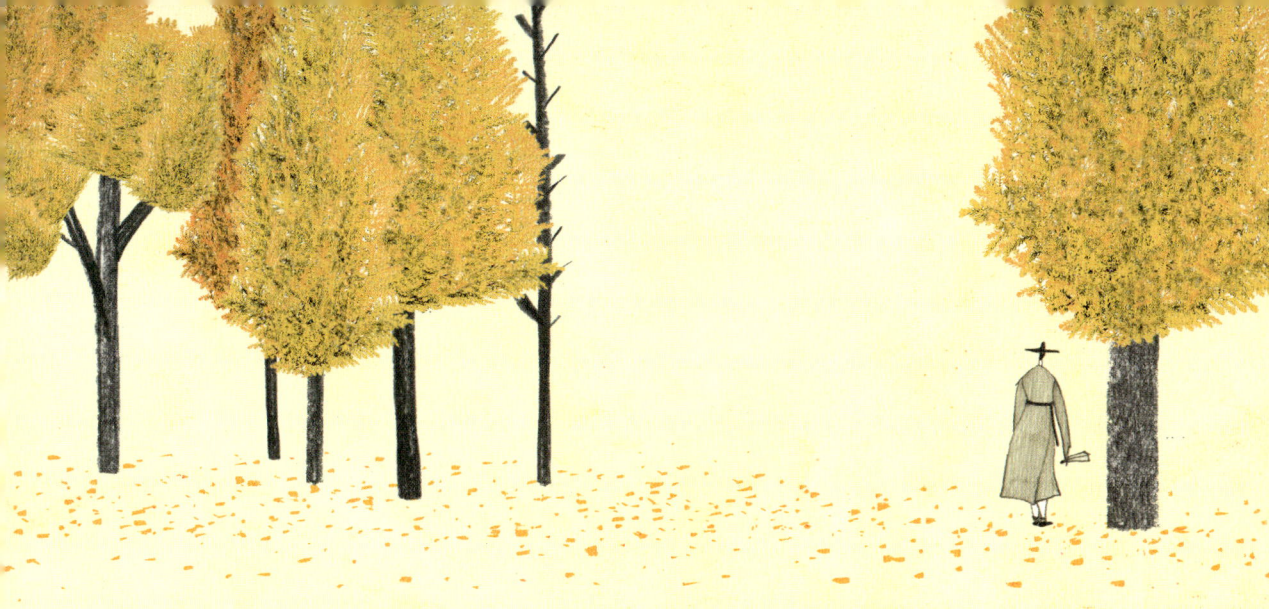

권세와 사치를 가까이 하지 않는 사람을 깨끗하다고 하지만
이보다 더 깨끗한 이는 이를 가까이 하면서도 물들지 않는 사람입니다.
잔재주와 술수를 모르는 사람을 높다고 하지만
이보다 더 높은 사람은 바로 이를 알면서도 사용하지 않는 사람입니다.

세상을 살아가면서 한 걸음 양보하는 일을 높다고 하니,
한 걸음 물러나는 일이 곧 한 걸음 나아가는 일이기도 합니다.
사람을 대할 때는 너그럽게 하는 것이 복이 될 것이니,
남을 이롭게 하는 일이 실은 자신을 더욱 이롭게 하는 토대가 될 것입니다.

마음이 두터운 사람은 자신에게도 후하고,
남에게도 역시 후하여 가는 곳마다 두텁게 할 것입니다.
마음이 담백한 사람은 자신에게도 담백하고,
남에게도 역시 담백하여 모든 일을 다 담백하게 할 것입니다.

나무보다는 숲을 보는 사람이 되어야 해.
당장의 이익을 쫓기 위해 멀리 보지 못한다면 분명 후회하는 일이 생길 거야.
참된 사람은 어떤 일이 닥쳐도 올바른 판단을 할 수 있단다.

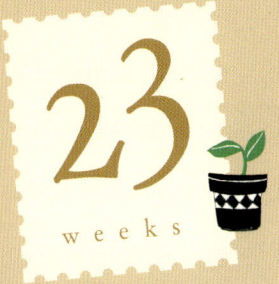

위기를 이겨 낸 재치

엄마와 아빠도 가끔씩은 싸운단다.
별일도 아닌데 서로 자존심을 세우다 보면 화해하는 게 쉽지 않아.
이제 곧 너도 태어나니, 앞으로는 덜 싸우도록 노력할게.
지켜봐 줘, 아가야.

영리한 농부의 딸

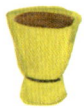

시골 마을에 딸과 단둘이 살아가는 농부가 있었어. 농부의 딸 카테리나는 아주 슬기롭고 총명하기로 소문이 나 있었단다.

어느 날 농부는 포도밭을 갈다가 금으로 만든 절구를 땅에서 발견해. 농부는 이걸 왕에게 바쳐야겠다는 생각을 하지. 하지만 농부의 딸 카테리나가 반대를 하는 거야.

"아버지, 왕은 분명 절굿공이가 어디 있냐고 하실 거예요. 그러니 왕궁으로 가져가지 마세요."

하지만 농부는 딸의 말을 무시했어.

"그런 억지가 어디 있느냐. 세상에 금으로 된 절구가 얼마나 된다고. 이리 귀한 걸 바치니 분명 나에게 큰 상을 내릴 게다."

농부는 수레에 절구를 실어 왕궁으로 가지고 갔어. 그런데 왕궁 사람들이 농부를 감옥에 가둬 버린 거야. 딸의 말대로 왜 절굿공이는 가져오지 않았냐는 거지.

감옥에 갇힌 농부는 후회를 했어.

"아아, 딸의 말을 들었어야 했는데. 카테리나가 시키는 대로 했으면 나는 감옥에 갇히지 않았을 거야."

지나가던 왕이 농부의 말을 듣게 되었어. 왕은 농부에게 딸을 보고 싶다며, 딸을 데려오라고 했어. 카테리나가 아주 현명한 여자라고 느껴졌거든.

왕은 카테리나를 보고 한눈에 반했고, 카테리나에게 청혼을 했어. 그렇게 카테리나는 왕의 부인이 되었단다.

어느 날, 두 남자가 왕을 찾아왔어. 소 주인과 마차의 주인이었는데, 둘은 송아지의 주인이 누군지 판결해 달라고 간청했지. 왕과 카테리나는 함께 두 남자의 말을 들었어.

"제가 어제 밤에 마차 주인의 집에서 잠을 잤어요. 소는 마차에 묶어 두었지요. 그런데 간밤에 소가 새끼를 낳았답니다. 그래서 제가 오늘 아침 일어나 소와 송아지를 데리고 가려고 하는데, 마차 주인이 저를 막아 세우지 뭡니까?"

"제 마차에 묶인 상태에서 새끼를 낳았으니, 당연히 제 송아지가 맞습니다."

왕은 마차 주인의 편을 들어주었어. 하지만 옆에서 듣던 카테리나는 왕의 판결이 틀렸다고 말했고, 신하들도 다들 왕비의 말이 맞다고 했지.

왕은 순간 자존심이 너무 상해서 벌떡 일어났어.

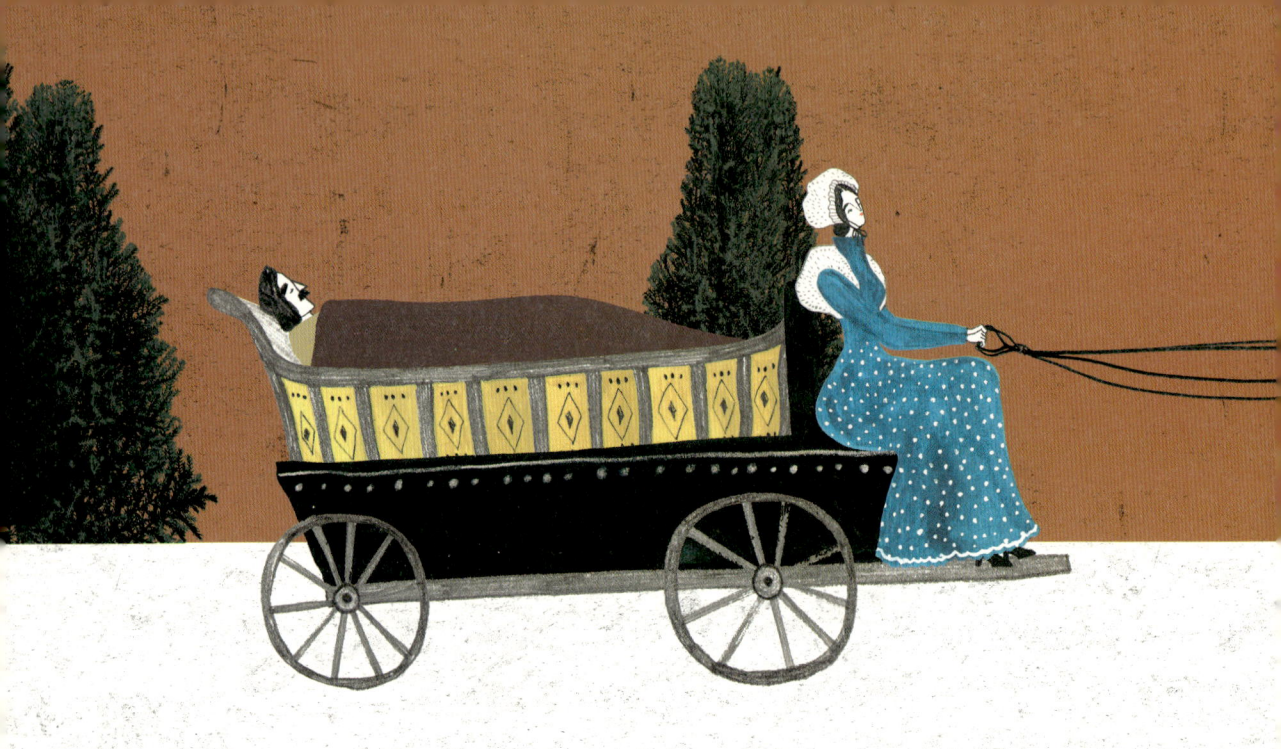

"내가 왕인데 내 말에 토를 달다니! 당신은 나를 무시했소!"
"하지만 저 송아지는 당연히 소 주인의 것이 맞잖아요."
"됐소! 난 당신 때문에 신하들한테 웃음거리가 되어 버렸어. 앞으로 신하들이 나를 얼마나 우습게 보겠소?"

왕은 너무 화가 난 나머지 카테리나에게 당장 농부의 집으로 돌아가라고 소리를 쳤어. 카테리나는 왕에게 말했어.

"알았어요. 당신이 시키는 대로 할게요. 하지만 제가 빈 몸으로 돌아갈 수는 없어요. 왕궁에서 제가 가장 소중히 여기는 것 한 가지만 갖고 갈 수 있게 해 주세요."

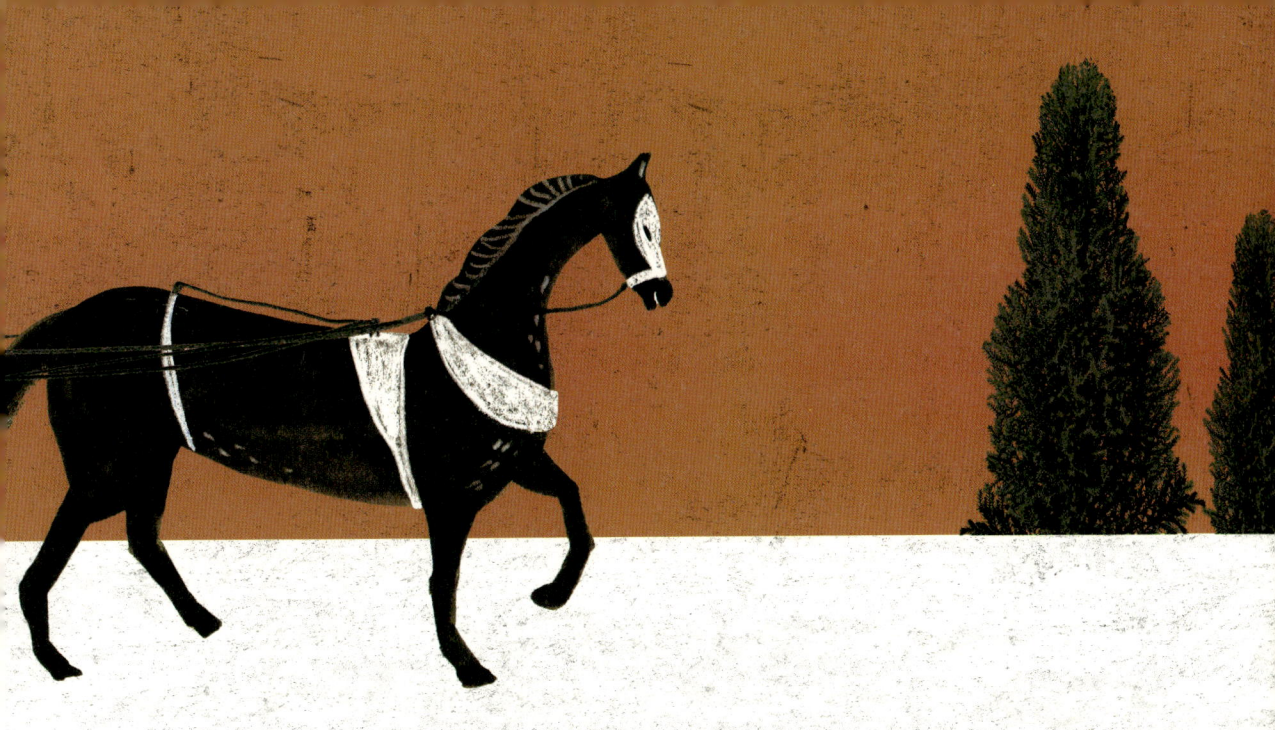

"마음대로 하시오!"

왕은 씩씩대며 침실로 들어갔어. 왕은 화가 풀리지 않아 잔뜩 술을 마셨지.

다음 날, 왕이 눈을 떴을 때 무언가 이상한 걸 느꼈어. 왕의 침실이 아니었거든. 깨어난 왕이 주변을 둘러보고 있는데, 카테리나가 방으로 들어왔어.

"여기가 도대체 어디요?"

"저희 집이랍니다."

"그런데 내가 왜 여기 있는 거요?"

"당신께서 제게 왕궁에서 가장 소중한 것을 가져올 수 있도록 허락해 주셨잖아요. 그래서 저는 이곳에 당신을 데려왔답니다."

카테리나의 말을 들은 왕은 껄껄 웃었어. 그리고 어제 카테리나에게 화를 내고 왕궁에서 나가라고 한 일을 진심으로 사과했지.

왕은 카테리나와 함께 왕궁으로 돌아왔어. 그 이후로 왕은 카테리나의 말을 존중해 주고, 화를 잘 내지 않는 남편이 되었단다.

상대의 잘못을 콕 집어 말하기보다
스스로 자신의 행동을 돌아보게 만드는 지혜가 필요해.
엄마도 카테리나처럼 슬기로운 아내가 되어야겠어.
아가, 네 앞에서 약속을 한 거니 꼭 지킬게.

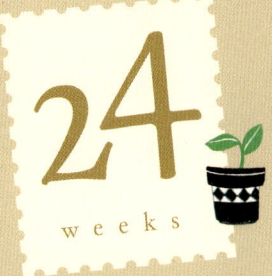

준비하는 사람이 되어야 해

엄마는 사실 고슴도치를 별로 안 좋아했어.
그런데 얼마 전 동물원에서 본 고슴도치는
너무 귀여워 보이더라고.
눈에 보이는 모든 것이 예뻐 보이는 걸 보면
내가 엄마가 되었다는 게 실감이 나.

고슴도치 치치의 겨울

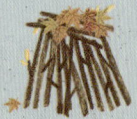

　고슴도치 치치는 오늘도 나무 아래 집을 짓고 있었어. 치치가 나뭇가지를 쌓아 기둥을 만들고 있는데, 친구들이 찾아왔어.
　"치치야, 우리랑 놀자."
　"안 돼. 나는 집을 지어야 해. 겨울이 얼마 남지 않았어."
　치치는 고개를 절레절레 저으며 말했어. 치치는 겨울에 따뜻하게 지낼 집을 새로 짓고 있는 중이야.
　"그러지 말고 너희들도 겨울에 지낼 집을 지으렴. 올 겨울은 굉장히 추울지도 몰라."
　치치의 말에 친구들은 다 같이 콧방귀를 뀌었어. 치치가 사는 마을에는 몇 년째 겨울에 눈이 오지 않았거든.

"쳇, 치치는 정말 답답하다니까."
 친구들은 치치를 두고 모두 가 버렸어. 치치도 놀고 싶었지만 꾹 참았어. 단풍잎이 우수수 떨어지는 걸 보니 겨울이 금방 찾아올 것 같아. 친구들이랑은 다음에 놀아도 되지만 겨울 집은 지금 지어야 해. 치치는 이마에 맺힌 땀방울을 손으로 닦으며 나뭇가지 기둥 위에 나뭇잎을 차곡차곡 쌓았어.
 가을이 지나고, 겨울이 찾아왔어. 치치는 집 안의 난로를 따뜻하게 켜 두었어. 바깥에는 눈이 펑펑 내리고 매서운 바람이 불었지만 치치가 워낙 집을 바람 샐 곳 없이 튼튼하게 지어 놨기에 걱정 없었어.
 치치는 소파에 앉아 달콤한 초코 케이크를 먹으며 따뜻한 차를 한 잔 마셨어.
 '음, 정말 맛있다.'
 치치가 눈을 감은 채 차를 음미하고 있는데, 누군가 문을 두드렸어. 문을 열었더니 그 앞에는 친구들이 서 있었어.
 "치치야, 에취. 너무 너무 추워. 에취. 너희 집에, 에취, 들어가도, 에취, 될까? 에에에에취~"

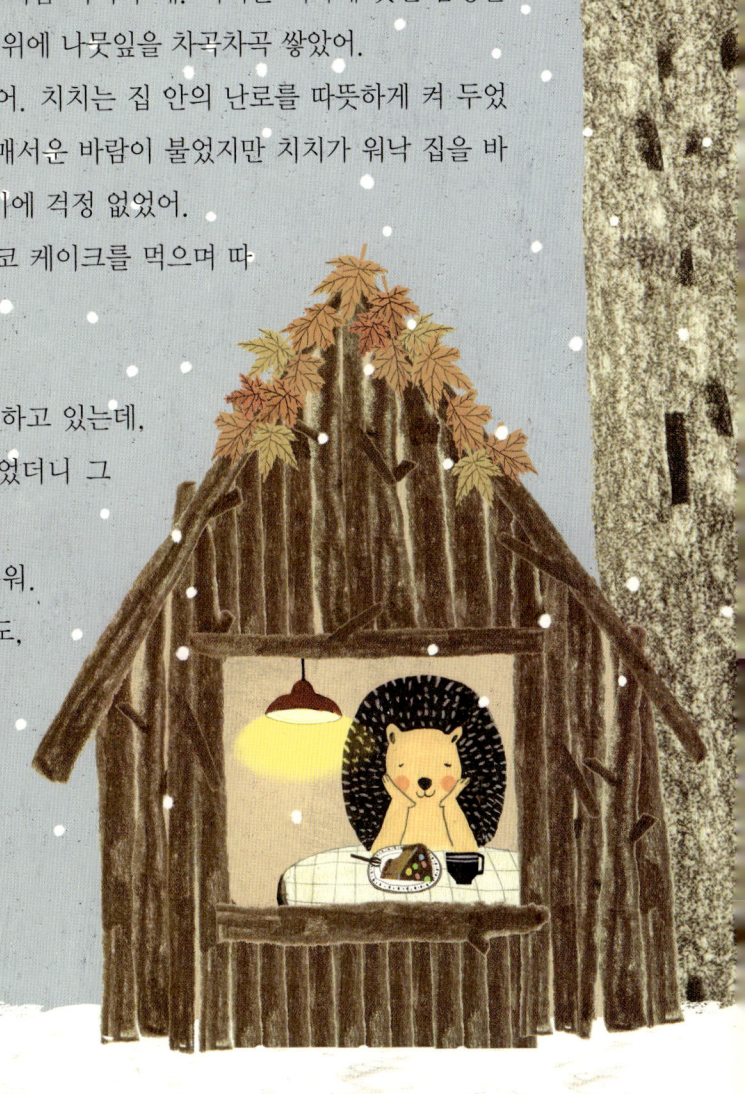

치치는 친구들에게 얼른 들어오라고 말했어. 친구들은 몸을 바들바들 떨고 있었거든.

치치는 친구들에게 담요를 하나씩 나눠 준 다음 따뜻한 차를 대접했어. 친구들은 치치가 준 차를 마시더니 기침을 덜했어.

"우리도 너처럼 겨울 집을 지을걸."

친구들은 치치의 집을 둘러보며 뒤늦게 후회를 했어. 치치는 내년에는 함께 집을 짓자며 친구들을 달래 주었단다.

치치가 친구들처럼 대충 집을 지었다면 어땠을까?
엄마와 아빠도 우리 아기가 태어날 때까지 여러 가지 준비를 해 둘게.
우리 아가도 내일을 준비하는 현명한 사람이 되었으면 좋겠어.

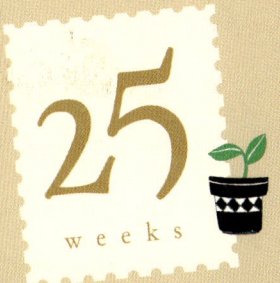

현명한 부모가 현명한 아이를 기른다

엄마와 아빠는 요즘 너를 기다리며,
네게 어떤 부모가 되어야 할지 매일 생각하고 있어.
좋은 부모란 어떤 부모일까?

한석봉 이야기

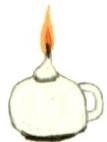

 서예 공부를 하러 갔던 한석봉이 집으로 돌아왔어. 그를 본 어머니는 깜짝 놀랐어. 이제 겨우 일 년밖에 되지 않았거든.
 "어머니, 제가 우리 서당에서 글씨를 제일 잘 써요. 훈장님도 저를 따라올 사람이 없다고 하셨어요. 이제 저는 더 이상 공부를 하지 않아도 돼요."
 한석봉은 아주 자신만만하게 말하며 자신이 쓴 글씨를 어머니에게 보여 주었어. 고작 이 정도 쓴 것을 가지고 자만하다니, 어머니는 무척 안타까웠어. 당장 그에게 얼른 돌아가 글쓰기 공부를 더 하라고 말하고 싶었지. 하지만 어머니는 마음을 고쳐먹었어.
 "잘 왔다, 아들아. 그동안 고생 많았으니 푹 쉬렴."
 어머니는 화를 내는 대신 아들에게 따뜻한 밥을 차려 주었어. 한석봉은 어머니가 만들어 준 밥을 맛있게 먹고 아랫목에서 쉬었지.
 "애야, 이 어머니는 어두워도 떡을 잘 썰 수 있단다. 너는 어떠니? 네가 그렇게 글씨를 잘 쓴다면 빛이 없어도 쓸 수 있겠지? 우리 누가 더 잘하나 내기 할래?"
 한석봉은 문제없다고 했어. 한석봉은 붓과 종이를 가져왔고, 그 다음 어머니는 호롱불을 껐지. 주변은 아주 어두웠어.
 어머니와 한석봉의 내기가 시작되었어. 10분쯤 지났을 때 어머니는 다시 호롱불을 켰어.

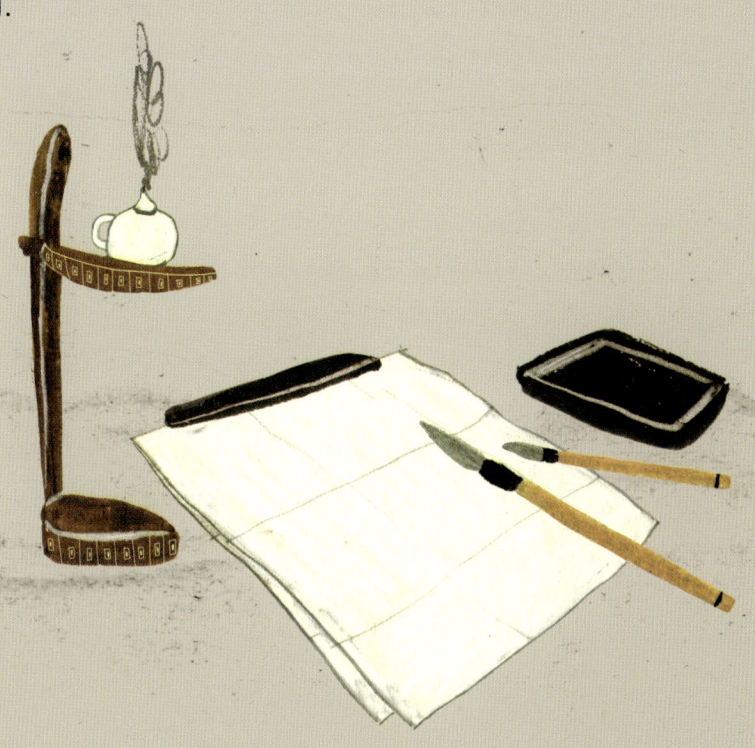

어머니의 떡이 고르게 썰어진 것에 비해 한석봉의 글씨는 비뚤배뚤이었어. 심지어 종이 바깥으로 튀어나와 쓴 글씨도 있었지 뭐야. 그는 너무나 부끄러웠어.

다음 날, 한석봉은 어머니가 시키지 않았지만 짐을 싸서 다시 서당으로 돌아갔어. 한석봉은 어머니와의 내기를 생각하며 다시 열심히 글쓰기 공부를 하였어. 그래서 우리나라 최고의 서예가가 되었단다.

만약에 한석봉의 엄마가 아들을 혼냈다면 어떻게 되었을까?
아마 한석봉은 반발심에 쉽게 글쓰기 공부를 하러 돌아가지 않았을 거야.
한석봉이 스스로 깨달았기 때문에 다시 공부에 매진한 거야.
아가야, 우리도 한석봉의 엄마처럼 네가 스스로 생각할 수 있는 기회를 주는 부모가 될게.

이 또한 지나가리라

항상 기쁘기만 하면 얼마나 좋을까?
하지만 삶은 그렇지가 않아.
그렇다고 너무 속상해할 필요는 없어.
삶에는 좋은 일과 좋지 않은 일이 섞여 있거든.

다윗왕과 솔로몬 왕자

 전쟁에 나간 다윗 왕이 큰 승리를 거두고 돌아왔단다. 다윗 왕은 매우 신이 났지. 하지만 곧 걱정이 되었어.
 '내가 이번 승리로 인해 교만해지면 어쩌지? 그러다가 다음 전쟁에서 패한다면?'
 다윗 왕은 두려운 마음이 들었어. 전쟁에서 패하는 상상을 하니, 아무 일도 손에 잡히지 않았어. 당장 다음 전쟁을 준비해야 하는데 자신감을 잃어 엄두가 나지 않았지.
 다윗 왕은 자신의 마음을 다스릴 무언가가 필요하다는 생각을 했어. 그는 반지를 하나 제작하기로 하고, 그 반지에 자신을 위한 글귀를 새기기로 했어. 다윗 왕은 세공인을 불러 자신의 상황을 설명하며 반지를 만들라는 명을 내리지.

세공인은 고민에 빠졌어. 무슨 말을 써넣으면 좋을지 도저히 생각이 나지 않았기 때문이야. 결국 세공인은 다윗 왕의 아들인 솔로몬 왕자를 찾아가. 솔로몬 왕자는 현명하기로 유명했거든.

솔로몬 왕자는 세공인에게 반지에 새길 구절을 알려 주었어. 세공인은 솔로몬 왕자에게 감사 인사를 한 후 당장 반지를 제작하러 갔지.

며칠이 지나고, 세공인은 다윗 왕에게 반지를 갖다 주었어. 반지에는 이렇게 새겨 있었어.

"이 또한 지나가리라."

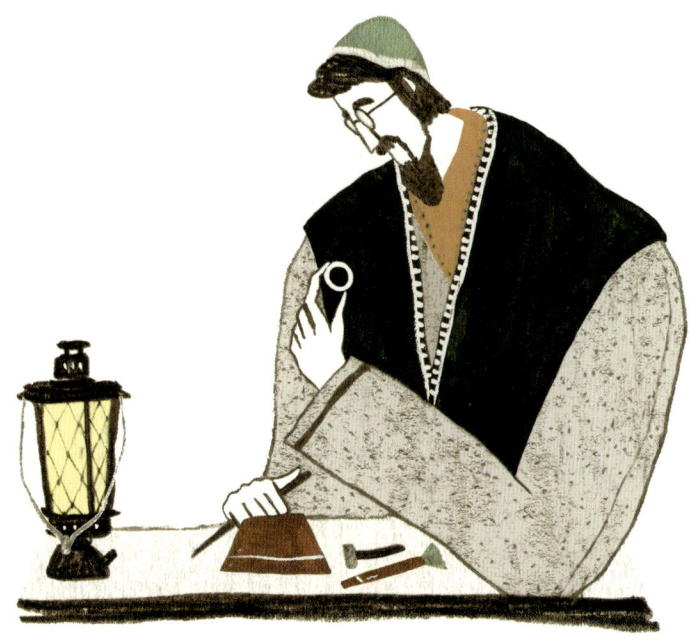

세공인은 다윗 왕에게 설명을 했지.
　　"왕이시여. 왕께서 전쟁에 이겨 기쁘실 때 자만하지 마시고 혹여 전쟁에서 패하시더라도 슬퍼하지 마시옵소서. 모든 것은 지나가기 마련입니다."
　　다윗 왕은 고개를 끄덕인 후 반지를 손가락에 끼었어. 그리고 반지에 적힌 말을 혼자 읊조렸지.
　　"이 또한 지나가리라."

아가야, 힘든 일이 있을 때 꼭 기억하렴.
널 영원히 힘들게 하는 일은 없단다.
너무 일이 잘 풀린다고 자만해서도 안 돼.
그 또한 지나가기 마련이니.

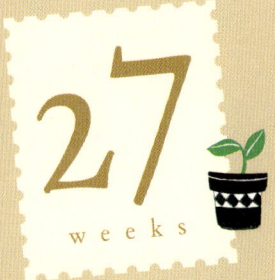

현명한 사람이 되길

엄마가 왜 아빠와 결혼했는 줄 아니?
잘생긴 외모? 유머러스한 성격? 그것도 좋았지만 다른 이유가 있어.
엄마가 큰 고민에 빠져 있을 때 아빠가 옆에서 지혜로운 조언을 해 주었거든.
지혜로운 남자는 엄마처럼 미인을 얻기 마련이란다. 하하.

며느리 시험

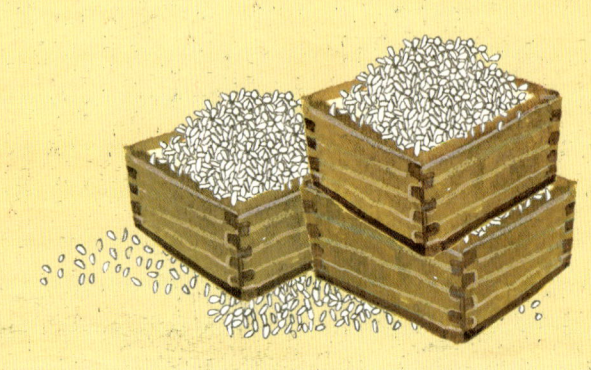

만석꾼 김진사는 현명한 며느리를 찾고 싶어 소문을 냈어.

"쌀 한 되로 한 달을 살면 우리 아들과 혼인시키겠소."

쌀 한 되라면 두 사람이 일주일밖에 먹지 못할 양이야. 그런데도 김진사의 재산에 눈이 먼 처녀들이 몰려들었지.

첫 번째 처녀는 평소 먹는 것처럼 밥을 지었어.

'설마 김진사 댁에서 사람을 굶겨 죽이겠어? 그냥 먹자. 먹고 죽은 귀신은 때깔도 곱다잖아.'

일주일이 지나자 쌀이 떨어졌고, 처녀는 더 이상 버티지 못하고 포기했어.

두 번째 처녀는 쌀을 아껴 먹을 계획을 세웠어.

'쌀을 물에 오래 불리면 양이 늘어날 거야. 그걸로 죽을 쑤면 오래오래 먹을 수 있어.'

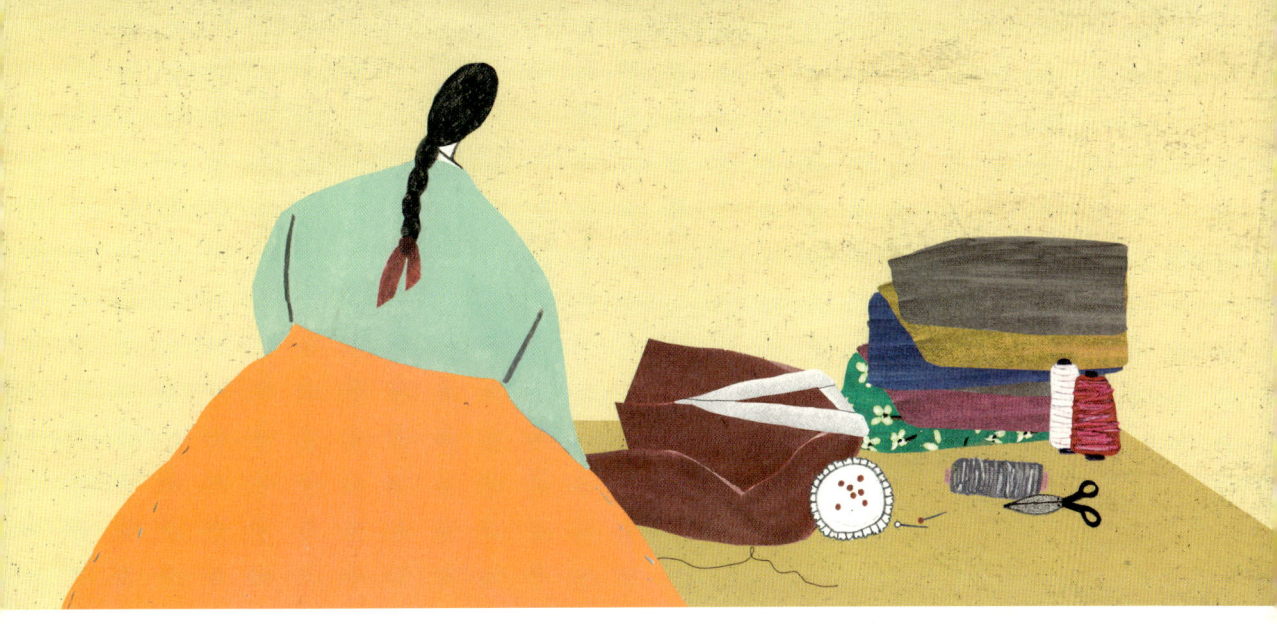

 죽만 먹다 보니 항상 배가 고팠어. 결국 두 번째 처녀도 떠나 버렸어.
 세 번째 처녀는 쌀을 한 달분으로 나눠 아주 조금씩 아껴 먹었어. 일주일이 지나자 더는 배가 고파 견딜 수 없었지.
 결국 시험에 응시했던 처녀들은 모두 보름도 되지 않아 집으로 도망을 쳤어.
 김진사가 며느리 들이길 포기하려는데, 한 처녀가 나타났어. 이 처녀는 오자마자 2인분의 밥을 지어 맛있게 먹는 거야.
 밥을 다 먹고 난 후에는 집에 있는 하인을 불렀어.
 "제게 일감을 좀 가져다주세요. 저는 바느질을 아주 잘해요."
 하인은 처녀의 부탁을 받고 바느질감을 얻어 왔어. 처녀는 바느질로 옷을 만들었고, 그걸 내다 팔아 생활을 했어. 한 달이 지난 후 쌀이 줄어들기는커녕 더 늘어나 있었지.
 마지막 처녀는 김진사 댁 부부가 낸 시험을 통과했어. 처녀가 집으로 갈 준비를 하고 있는데, 김진사 댁 아들이 찾아왔어.

"당신은 제가 그토록 찾던 신붓감입니다. 저와 혼인해 주세요."

처녀는 좋다고 고개를 끄덕였어. 그렇게 김진사 아들과 처녀는 결혼을 했고, 김진사 댁은 며느리를 잘 얻었다고 동네방네 소문이 났단다.

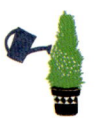

무슨 일이 생겼을 때 무조건 못해, 라고 포기하는 사람들이 있어.
하지만 한 번 더 생각해 보면 해결할 방안이 생길 때가 많단다.
아가야, 지레짐작으로 포기하지 말고,
현명하게 자신의 인생을 개척해 나가는 사람이 되렴.

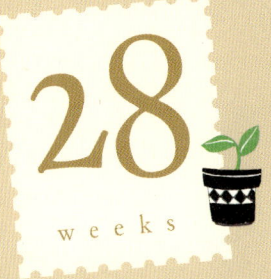

기지가 필요해

살다 보면 어려운 상황에 처할 때가 있어.
예상하지 못한 문제가 생길 수도 있고, 갈등이 생길 수도 있지.
어려움에 처하지 않는 사람은 없어.
위기를 잘 극복해 낸다면 인생은 훨씬 재밌어질 거야.

장화 신은 고양이

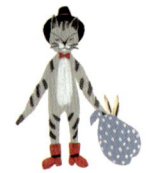

"주인님, 제게 장화 하나와 보자기를 주세요."
방앗간 셋째 아들에게 고양이가 말했어.
"이것들이 왜 필요하다는 거냐?"
셋째 아들은 미심쩍어하며 고양이가 달라는 것을 주었어.
"주인님은 다 저만 믿으세요."
고양이는 셋째 아들을 가장 성공한 사람으로 만들어 주겠다고 속으로 다짐했어. 방앗간 주인이 죽은 후 첫째 아들과 둘째 아들이 방앗간과 모든 재산을 다 나눠 가지고, 셋째 아들에겐 달랑 고양이 한 마리만 주었거든. 고양이가 생각하기에도 너무 불공평했어.
장화를 얻은 고양이는 얼른 장화를 신었어. 그러고는 셋째 아들에게 받은 보자기에 토끼를 한 마리 넣어 곧바로 왕궁으로 갔지.

"임금님, 이건 저희 카라바스 후작님께서 보내는 선물입니다."

왕은 흐뭇하게 웃으며 장화 신은 고양이가 가져온 토끼를 받았어.

며칠 후, 장화 신은 고양이는 왕과 공주가 강 옆으로 난 길을 행차한다는 소식을 듣게 된단다. 고양이는 얼른 셋째 아들에게 가서 강가에서 목욕을 하라고 해. 영문도 모르는 셋째 아들은 고양이가 시키는 대로 하지.

셋째 아들이 강에서 목욕을 하는데, 왕과 공주가 다리를 건너. 그때 고양이가 소리쳤어.

"도와주세요, 카라바스 후작님이 물에 빠졌어요! 도둑한테 옷이랑 돈을 전부 빼앗겼어요!"

왕이 셋째 아들을 구해 줬어. 고양이는 왕에게 셋째 아들을 카라바스 후작이라고 소개해. 왕은 지난 번 선물에 대한 보답으로 셋째 아들을 마차에 태워 줬어. 마차 안에서 공주와 셋째 아들은 서로 한눈에 반한단다.

어느 날, 셋째 아들이 장화 신은 고양이를 불러.

"큰일 났어! 공주님과 왕께서 우리 집에 온대! 여기에 오면 내가 후작이 아니란 사실이 들통날 거야!"

고양이는 주인을 안심시키고는 곧바로 거인이 사는 성으로 달려가.

"당신이 그렇게 변신을 잘한다면서요?"

고양이가 거인에게 물었어. 커다란 성에 사는 거인은 변신을 자유자재로 하기로 유명했지.

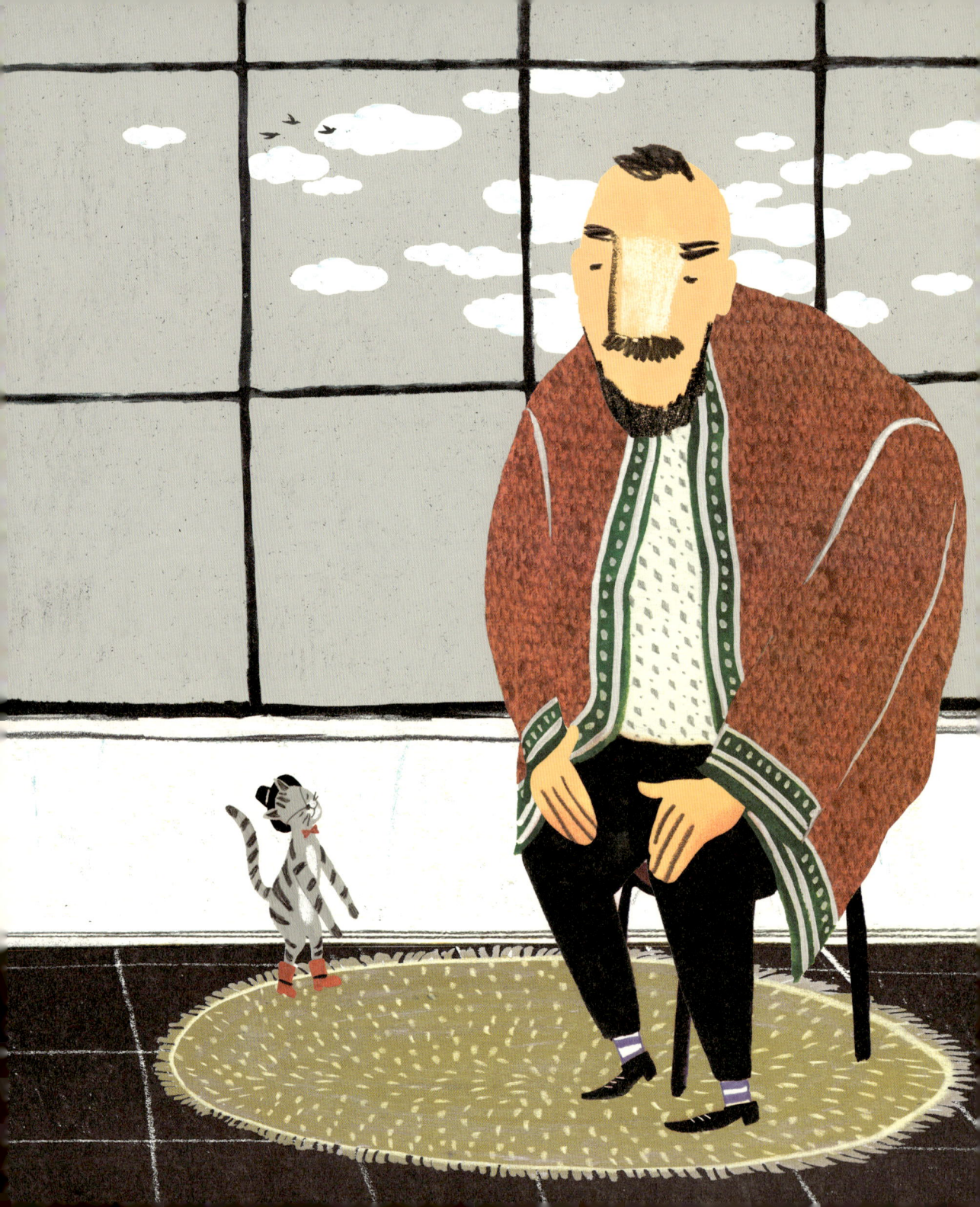

"물론이다. 나는 무엇으로든 다 변할 수 있다. 음하하하!"

"정말이요? 그러면 생쥐로도 변신할 수 있나요? 그건 어렵겠죠? 당신의 큰 몸이 어찌 생쥐만큼 작아지겠어요."

"무슨 소리냐? 그건 아주 식은 죽 먹기야."

거인은 순식간에 요술을 부려 생쥐로 변했어. 그런데 이게 웬일이야? 고양이가 얼른 달려가 생쥐의 꼬리를 집어 들고 입안으로 꿀꺽 삼켜 버리는 게 아니겠어? 이제 성의 주인은 고양이가 된 거야.

고양이는 셋째 아들을 거인의 성으로 불렀어. 그리고 왕과 공주를 초대했지. 두 사람은 성을 보고 셋째 아들이 진짜 카라바스 후작이라고 믿었고, 공주와 셋째 아들은 결혼을 한단다.

이런 고양이가 실제로 있으면 얼마나 좋을까? 그렇다면 열 마리도 키울 수 있을 거야.

하하, 엄마 아빠의 욕심이라고?

그런 고양이를 갖고 싶다는 생각을 하기 전에,

지혜로운 고양이 같은 사람이 되는 게 더 중요할 거야.

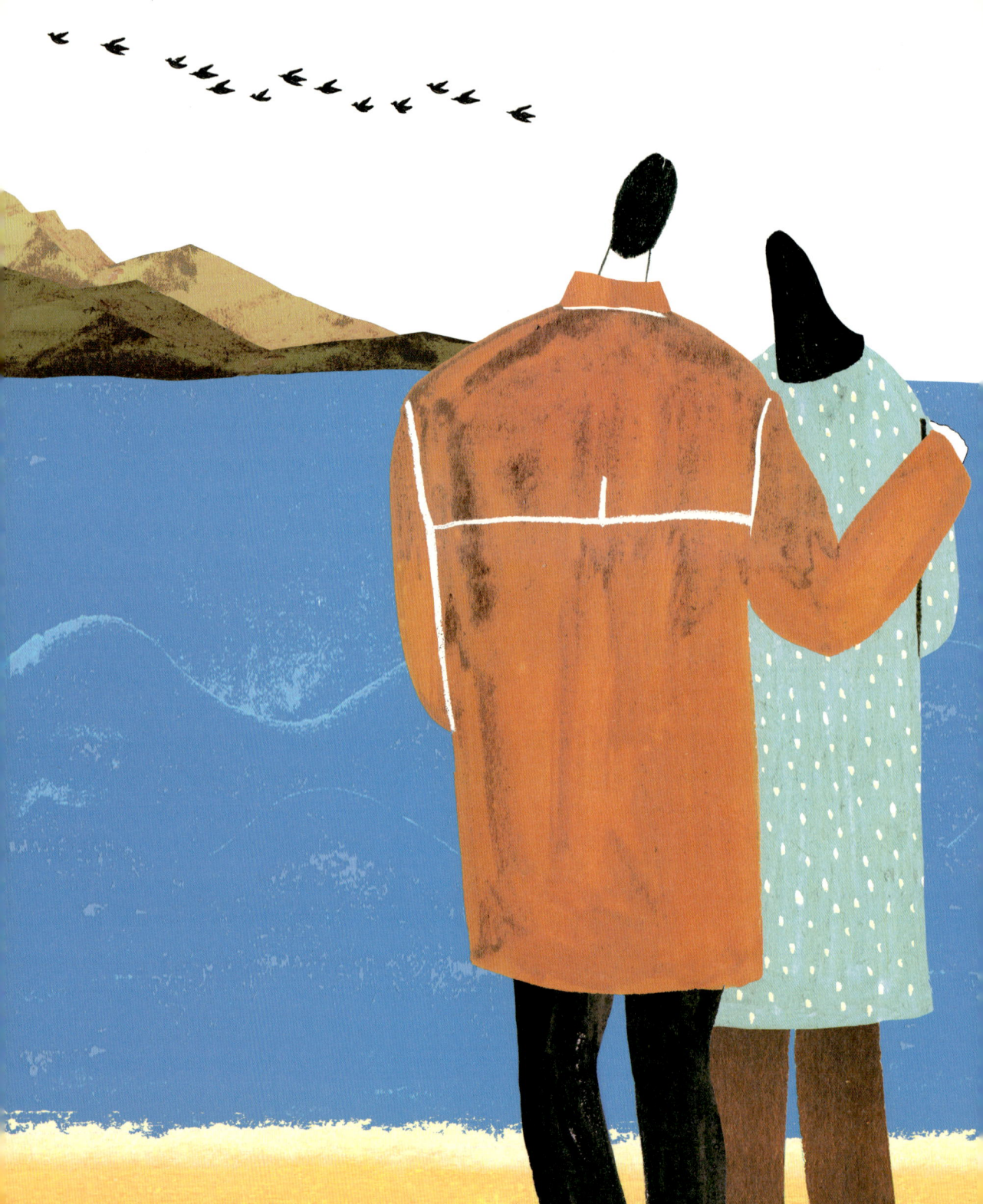

Chapter 4
불의에 맞서는 '용기'를 가진, 멋진 아이였으면 좋겠어.

새로운 일을 할 때 가장 필요한 건 '용기'예요. 기꺼이 도전하겠다는 마음이 있어야만 시작할 수 있으니까요.

인생은 도전의 연속이에요. 새롭게 시작해야 하는 일이 많거든요. 우리는 지금 아주 커다란 도전 앞에 놓여 있어요. 바로 엄마, 아빠가 되는 일이죠. 한 생명을 탄생시키고, 자라나게 하는 일만큼 커다란 일이 또 있을까요? 그래서 많이 걱정이 될 거예요.

하지만 너무 걱정하지 마세요. 아기는 보호만 해야 하는 존재가 아니라, 엄마와 아빠의 새로운 가족이니까요. 언젠간 아기가 부모만큼 자라 부모를 보호해 줄 날이 올 거예요.

도전하지 않으면 아무것도 얻을 수 없어요. 커다란 마음, 단단한 마음이 있다면 어떤 일이든지 두렵지 않을 거예요. 두 주먹 꼭 쥐고 할 수 있다고 말할 줄 아는 아이로 자랄 수 있도록 엄마, 아빠가 먼저 용기를 내요.

요즘 태동이 더 활발해졌을 거예요. 그건 아기가 엄마와 아빠에게 보내는 신호예요. 아기에게도 씩씩한 부모님의 모습을 보여 주세요.

"아가야, 엄마와 아빠가 널 지켜 줄게. 아무 걱정하지 말고, 우리만 믿으렴!"

시련에 굴복하지 않을 거야

그리스 신화에는 아주 많은 신들의 이야기가 있어.
그중에서 헤라클레스는 가장 힘이 세고 또 가장 유명한 영웅이기도 해.
그런데 헤라클레스를 무척 미워해서 괴롭힌 사람이 있대.
바로 헤라 여신이야. 헤라 여신의 미움을 산 헤라클레스는 무사했을까?

헤라클레스의 열두 가지 과업

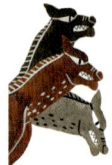

헤라클레스는 그리스 최고의 신 제우스와 미케네의 왕녀 알크메네 사이에서 태어났어. 제우스의 아내인 헤라는 남편이 다른 여자 사이에서 낳은 헤라클레스를 아주 미워했어. 헤라는 질투의 여왕이기도 했거든. 헤라는 헤라클레스만 보면 이를 박박 갈았어.

그런데 제우스는 헤라클레스의 기지와 용맹을 보고, 헤라클레스를 차기 왕으로 점찍어.

"제발 헤라클레스를 그만 미워하시오. 헤라클레스는 차기 왕이 되기에 충분하오."

"싫어요! 난 절대 허락하지 않을 거예요."

헤라의 허락이 없다면 헤라클레스는 왕이 되기 힘들어. 제우스는 헤라에게 제안을 하나 했어.

"무조건 반대만 할 게 아니라 헤라클레스에게 기회를 주시오."

제우스의 말을 듣고 헤라는 헤라클레스를 테스트하기로 해. 헤라가 낸 12가지 미션을 헤라클레스가 완수하면, 헤라도 헤라클레스가 왕이 되는 데 찬성을 하겠다고 하지.

그런데 헤라가 준비한 12가지 미션은 아주 어마어마했어. 주변에서 다들 절대 해낼 수 없다고 했지. 하지만 헤라클레스는 기꺼이 테스트에 도전하겠다고 나선단다.

"제가 해보겠습니다!"

헤라는 속으로 미소를 짓지. 잘하면 이번 기회에 아예 헤라클레스를 없앨 수 있다는 계산이 나왔거든.

헤라가 첫 번째 준비한 미션은 바로 네메아 숲속의 사자를 잡아 가죽을 벗겨오는 일이었어. 네메아의 사자는 아주 무시무시하기로 유명했는데, 용맹스런 헤라클레스는 사자를 잡아오지.

두 번째 미션은 머리가 아홉인 독을 품은 히드라를 없애는 일이었어. 헤라클레스가 히드라의 목을 자르자 히드라의 목이 새로 생겨났어. 안되겠다 싶은 헤라클레스는 머리를 써서 헤드라의 목을 불로 지졌어. 그랬더니 히드라의 목은 다시 생겨나지 않았지.

그 이후로 헤라클래스는 황금 뿔이 달린 암사슴을 잡고, 성난 멧돼지도 잡았어. 사람들을 괴롭히는 새떼도 쫓았지. 몇 년간 한 번도 청소를 하지 않은 아우게이아스의 커다란 마구간을 하루 만에 청소하기도 했어. 헤라클레스는 몇 번이나 죽을 고비를 넘겼어. 특히 디오메데스의 식인마를 잡으러 갔을 때는 잡아먹힐 뻔했지. 다행히 디오메데스 왕과의 승부에서 이기고 말을 빼앗았어.

헤라클레스는 차례대로 미션을 완수해 나갔어. 마지막 12번째 미션은 바로 지하 망령세계의 문을 지키고 있는 케르베로스를 잡아 오는 일이었어. 이 개는 머리가 셋이고 등에는 여러 마리의 뱀이 넘실거리는, 보기만 해도 아주 무서운 개였어. 그런데 헤라클레스는 맨손으로 이 케르베로스를 잡았어. 목을 조여 숨을 쉬지 못하게 하여 끌고 온 거지.

12번째 미션을 끝내고 헤라클레스가 돌아왔어. 헤라클레스를 본 이들은 다 깜짝 놀랐지.

"헤라클레스가 돌아왔어! 그가 살아 돌아왔다고!"

12가지 미션을 다 완수하자 헤라는 더 이상 제우스의 말에 반대를 할 수 없었어. 어쩔 수 없이 헤라는 헤라클레스가 왕이 되는 걸 허락했지.

헤라클레스는 세상에서 가장 강한 왕이 되었어. 물론 미션을 완수하기 전에

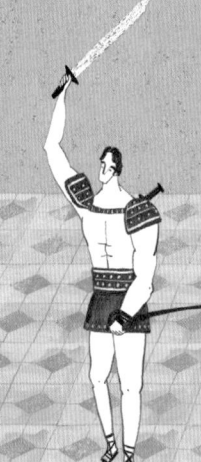

도 강한 사람이었지만, 12가지 미션을 거치면서 더 똑똑하고, 기개 넘치고, 훌륭한 자로 변했거든.

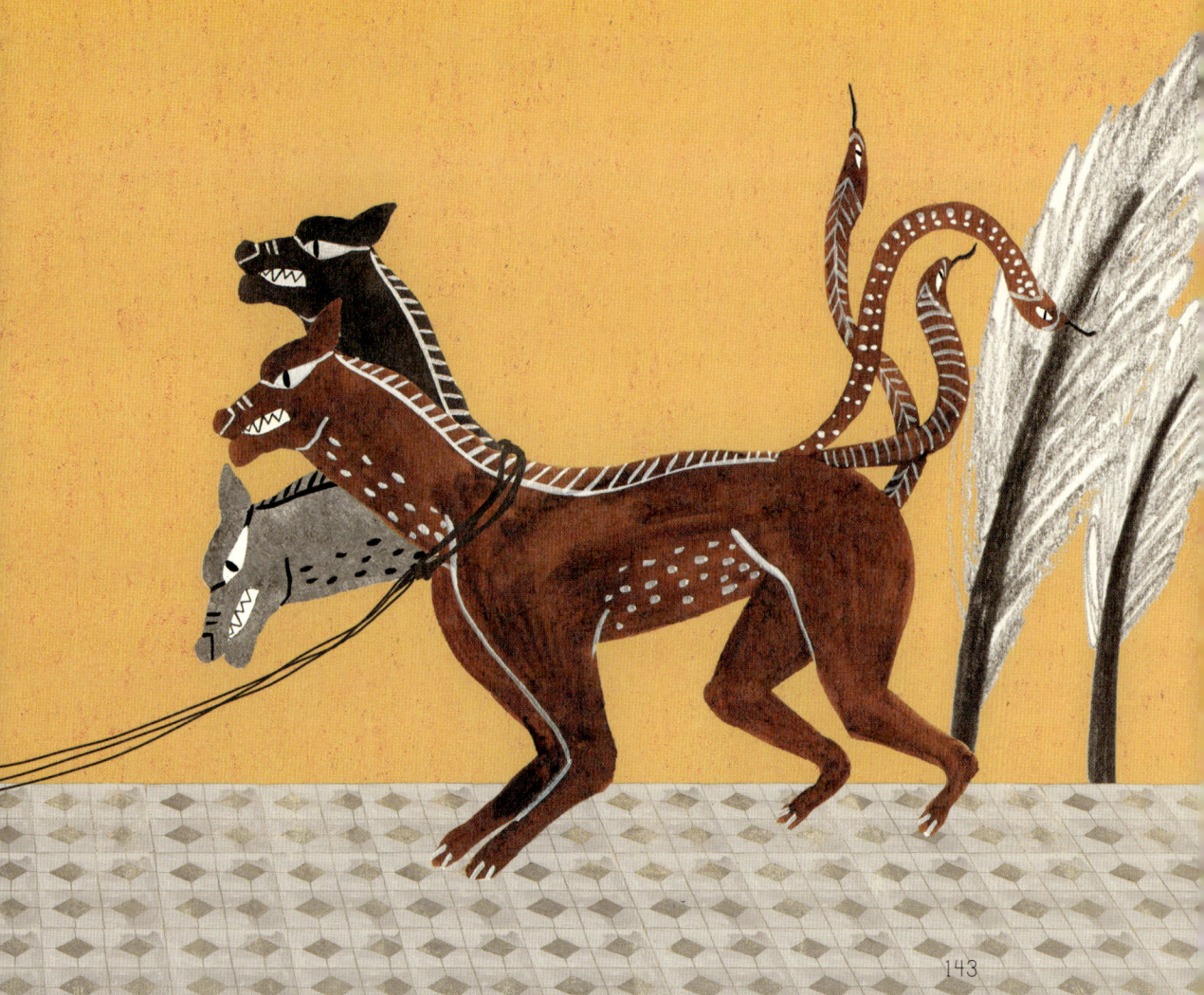

헤라클레스를 괴롭히기 위한 헤라의 시험은 오히려 헤라클레스를 더욱 성장하게 만드는 계기가 되었던 거야.

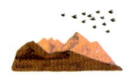

헤라클레스는 12가지 미션을 완수해 나가면서 얼마나 무서웠을까?
때론 도망치고 싶었을 거야. 하지만 헤라클레스는 두려움에 굴하지 않고 맞서 나가면서
미션을 하나씩 완성했어. 헤라클레스를 괴롭힌 시련은
헤라클레스를 더욱 단단하게 만들어 주었어.
아가야, 시련에 굴복하기보다 이겨 나가는 사람이 되어라.

나는 도전하고 또 도전할 거야

엄마와 아빠는 운동을 잘하는 사람을 보면 참 부러워. 그들은 참 멋지거든.
분명 타고난 재능이 있기 때문에 잘할 수 있는 거라고 생각했는데,
꼭 그렇지만은 않더라고.
재능보다 더 중요한 게 따로 있대.

윌마 루돌프

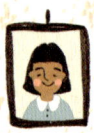

윌마는 1940년 가난한 농부의 딸로 태어났어. 그런데 윌마가 네 살 때 병에 걸려 왼쪽 다리가 마비되고 일어설 수조차 없게 되지. 어머니는 어린 윌마를 안고 매일 같이 멀리 떨어진 병원에 가서 치료를 받게 했어. 병원에 갈 수 없는 날이면 의사에게 직접 배운 마사지를 딸에게 해 준 거야.

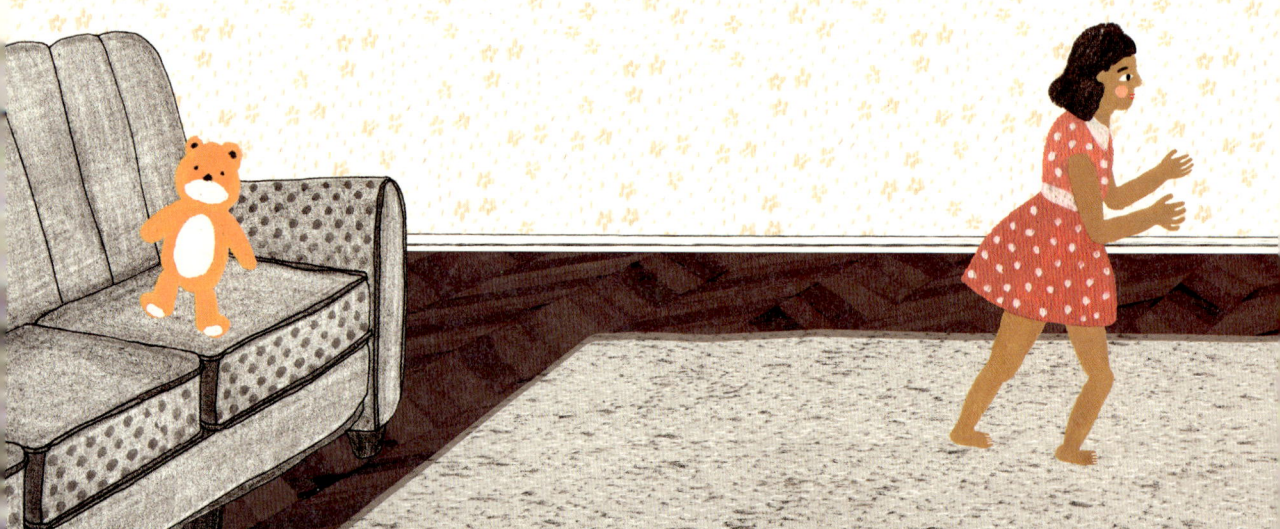

어머니는 정성으로 윌마를 돌봤고, 3년이 지난 후 윌마는 간신히 일어서게 됐어.
"윌마, 여기까지 걸어오렴!"
어머니가 다섯 발자국 떨어진 곳에서 윌마를 불렀어. 하지만 윌마는 할 수 없다며 고개를 가로저었어.
"못하겠어요. 전 그곳까지 갈 수 없어요."
그러자 어머니는 윌마의 두 눈을 보고 말했어.
"윌마, 넌 할 수 있어! 너는 충분히 여기까지 걸어올 수 있어. 포기하지 마라, 내 딸아!"

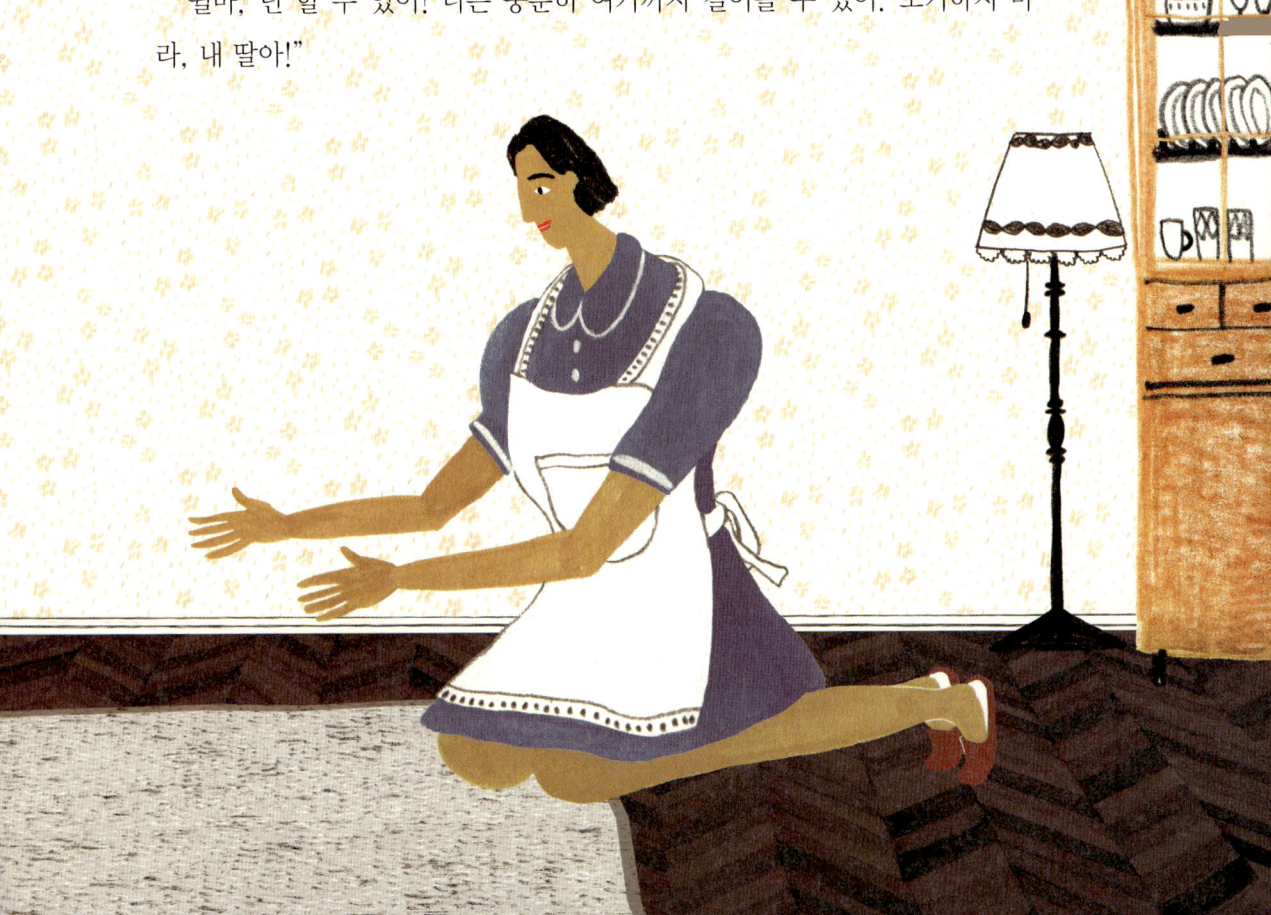

어머니의 격려에 윌마는 첫 발을 내딛었어. 분명히 넘어질 거라 생각했지만 넘어지지 않았지. 윌마는 조금 더 용기를 내어 한 발, 한 발 걸었어.

발걸음을 내딛을 때마다 윌마는 다리가 너무 아팠어. 바닥에 넘어져 무릎이 까지는 날도 많았지. 하지만 윌마는 포기하지 않고 매일 걸음마 연습을 했어. 여덟 살이 되었을 때는 지팡이를 짚고 걸어서 학교에 갈 수 있게 되었지.

매일 걷기 연습을 하다 보니 언젠가부터 지팡이도 필요 없게 되었어. 잘 걷기 시작한 윌마는 달리는 연습까지 했어. 그러다 보니 윌마는 학교에서 제법 빨리 달리는 아이 중에 한 명이 되었어.

열네 살 때, 윌마는 육상부에 들어오지 않겠냐는 제안을 받아. 주변 사람들은 우려했어. 소아마비에 걸린 아이가 육상부라니, 어려울 거라 생각했지. 하지만 윌마는 주저하지 않고 그 제안을 받아들여. 대신 윌마는 그 누구보다 달리기 연습을 열심히 해.

'내가 처음 소아마비 판정을 받았을 때 아무도 내가 달릴 수 있을 거라 생각하지 않았어. 하지만 난 이렇게 잘 달리는걸. 난 절대 도전을 멈추지 않을 거야. 꼭 올림픽에 출전할 거라고!'

마침내 윌마는 1956년 열 여섯 살이라는 나이에 처음으로 멜버른 올림픽에 참가해. 윌마는 200m에서는 예선 탈락을 하고, 400m 계주에서는 동메달을 따. 다들 윌마에게 이 정도면 충분히 잘한 거라고 해. 하지만 윌마는 거기에서 도전을 멈추지 않는단다. 윌마는 다음 올림픽을 기다리며 매우 열심히 연습을 했어.

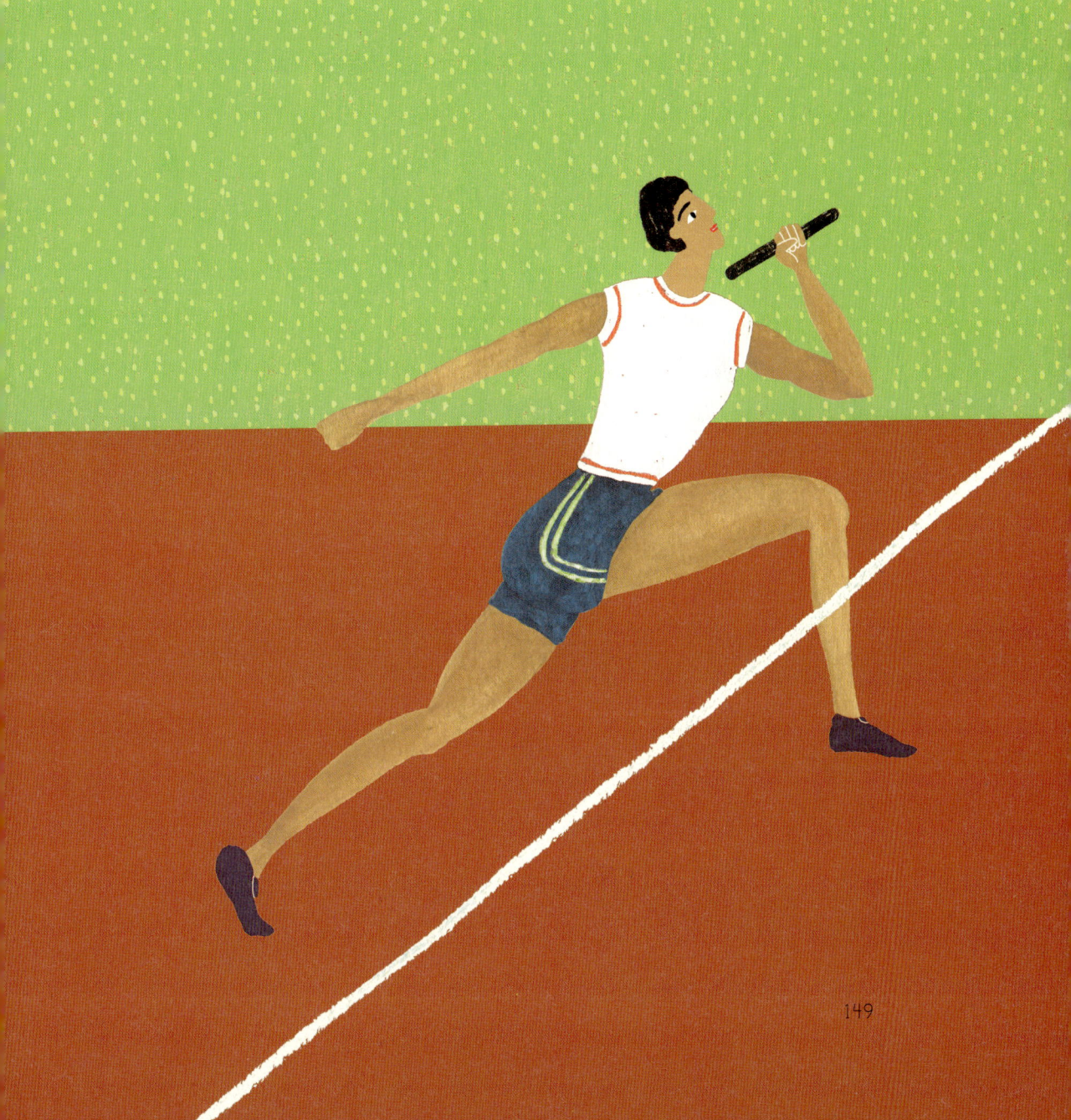

4년 뒤인 1960년, 윌마는 미국 대표로 뽑혀 로마 올림픽에 참가해. 윌마는 100m 경주에서 10초 3, 200m에서는 22초 9라는 기록으로 금메달을 차지하지.

윌마는 세계에서 가장 빠른 여자가 되었어.

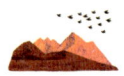

자신의 한계를 시험하는 윌마, 정말 멋지지 않니?
윌마가 자신의 처지를 비관하고 "못 해."라고 했으면 어떻게 되었을까?
윌마의 재능은 바로 '포기하지 않고 계속 도전하는 정신'이란다.

나는 포기하지 않아

오늘은 좀 힘든 하루였어. 생각만큼 일이 잘되지 않았거든.
아무래도 지금 엄마와 아빠에게 필요한 말은…….

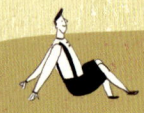
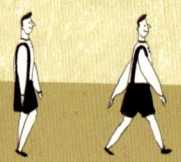
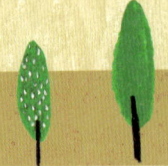

그만두지 마라

―에드가 A. 게스트

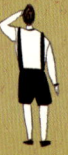

때때로 일이 잘 풀리지 않을 때가 있을 거야.
네가 가는 길이 힘겨운 오르막일 때도 있을 거고,
주머니는 비어 있는 데 갚아야 할 곳이 많을 때도 있을 거야.
웃고 싶은데 한숨만 나올 수도 있어.
주위의 관심이 오히려 너를 부담스럽게 만들지도 몰라.
그때 너는 쉬어가야 해. 그러나 그만두면 안 된단다.

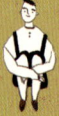

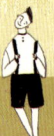

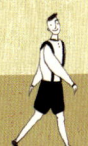
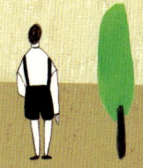
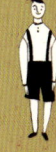
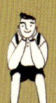

삶에는 많은 우여곡절이 있단다.
살다 보면 깨닫게 될 거야.
수많은 실패들이 알고 보면
계속 노력했더라면 이루었을 일이라는 걸.
그러니 그만두지 마라. 느리더라도 나아가야 해.

성공과 실패는 조금의 차이밖에 나지 않아.
의심의 구름 사이에 빛이 있어.
그러니 네가 얼마나 목표에 가까이 다가서 있는지는 알 수 없어.
어쩌면 생각보다 훨씬 가까울지도 몰라.
그러니 네가 가장 어려움에 부딪혔을 때 끝까지 싸워야 해.
일이 잘 풀리지 않는 시기야말로 포기하면 안 되는 때란다.

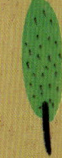
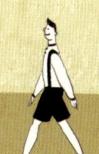
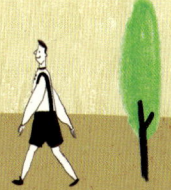
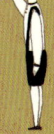

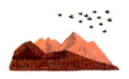

인생은 원하는 대로 다 이루어지지는 않아.
원하는 대로 될 수도 있지만 안될 때도 있단다.
그렇다고 기운 빠져 있을 필요는 없어.
계속 노력하다 보면 언젠간 원하는 것을 이룰 수 있거든.

진짜 공주, 진짜 왕자가 되렴

서양에는 공주님 이야기가 정말 많아. 백설공주, 잠자는 숲속의 공주, 인어 공주……
그런데 우리나라에도 공주님 이야기가 있는 거 알고 있니?
세상에서 가장 멋진 진짜 공주님 이야기를 들려줄게.

바리공주

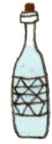

    오구대왕의 왕비가 일곱 번째 자식을 낳았는데 이번에도 또 딸인 거야. 오구대왕은 갓 태어난 딸을 보고 화를 내. 왕위를 물려줄 아들을 꼭 낳고 싶었거든. 오구대왕은 갓 태어난 딸인 바리를 내다 버려.
    강에 버려진 바리를 지나가던 노부부가 발견을 하고, 그들은 바리를 데려다가 키워. 바리는 자신이 공주인 걸 모른 채 자라난단다.
    그러던 어느 날, 오구대왕과 왕비가 죽을병에 걸려. 병을 치료하려면 저승의 생명수를 마셔야 해. 오구대왕은 여섯 공주를 불러 이야기를 하지.

"우리를 위해 저승의 생명수를 구해 다오."

공주들은 다들 싫다고 해. 저승은 너무 위험하고 무서운 곳이니까. 왕과 왕비가 이제 다 끝났다고 생각하고 시름시름 앓고 있는데, 바리가 찾아와.

바리를 키운 노부부가 바리의 부모님이 왕이었던 걸 알고 있었거든. 왕이 아프다는 이야기를 듣고 바리에게 이야기를 했더니, 바리가 저승의 생명수를 구하러 간다고 나선 거야. 부모가 죽는 것을 볼 수 없었던 거지.

왕과 왕비는 염치없지만 바리에게 부탁을 해.

바리는 남장을 한 채 강을 건너고 숲을 헤쳐 약이 있는 저승까지 가. 그런데 저승의 수문장이 바리에게 생명수를 그냥은 줄 수 없다고 해.

"나와 결혼을 해서 일곱 해를 살고 일곱 아들을 낳으면 약을 주지."

바리는 아픈 부모를 위해 수문장과 결혼을 해. 그리고 약속대로 일곱 해 동안 일곱 아들을 낳지.

수문장은 바리에게 생명수를 줘.

바리는 생명수를 품에 안고 왕과 왕비가 있는 이승으로 돌아왔단다. 그런데 이게 무슨 일이야? 바리는 궁에서 나오는 왕과 왕비의 상여와 마주치게 됐어.

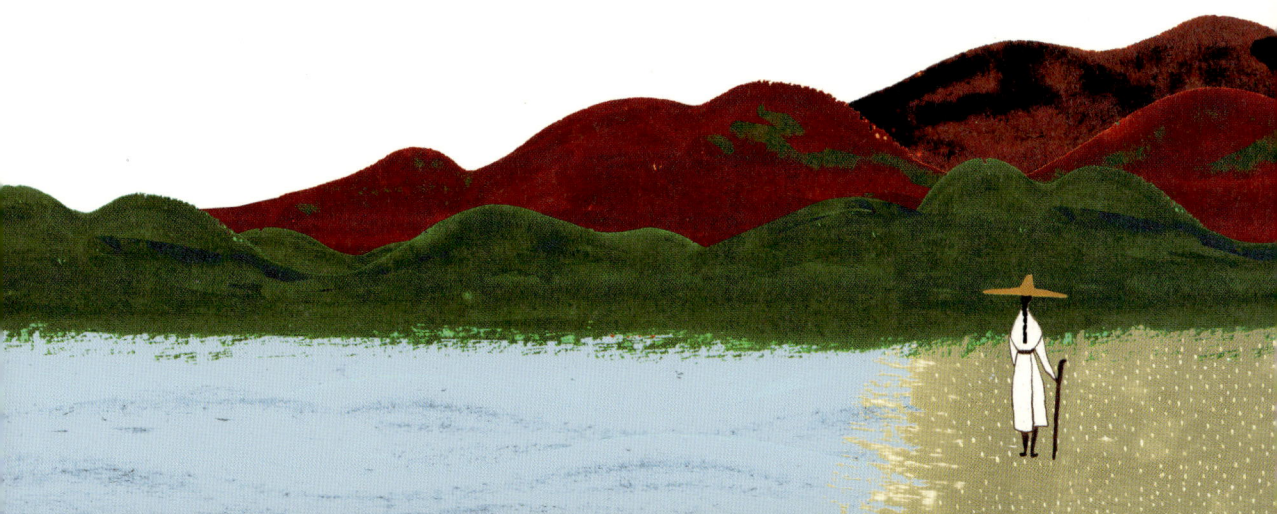

"아이고, 어머니, 아버지. 바리가 왔어요. 바리가 왔다고요."

바리는 상여로 달려가 저승에서 가져온 생명수를 부모님의 입에 똑똑 떨어뜨려. 생명수가 왕과 왕비의 입속으로 들어가자 두 사람의 얼굴에 혈색이 도는 게 아니겠니. 생명수가 바로 죽은 두 사람을 다시 살아나게 만든 거야.

왕과 왕비는 일어나 바리를 꼭 껴안아.

"바리야, 정말 미안하다. 이런 널 버리다니. 우리는 부모 자격도 없다."

바리에게 미안해하는 부모에게 바리는 괜찮다고 말해.

"어머니와 아버지가 깨어나셔서 저는 정말로 행복하답니다."

왕이 바리에게 고맙다며 왕위를 물려주겠다고 하지만 바리는 거절을 해. 그리고 인도국으로 가서 보살이 된단다.

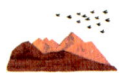

바리공주는 왕자가 구해 주기를 기다리는 수동적인 공주가 아니야.
반대로 부모를 구하기 위해 기꺼이 모험을 떠나는 아주 멋진 공주지.
바리공주만큼 멋진 공주는 또 없을 거야.
아가야, 너도 자신의 삶을 개척하는 멋진 사람이 되어라.

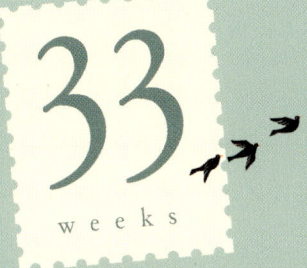

작다고 얕보지 마

엄마는 강한 사람이 되고 싶어.
우리 아가를 잘 지켜 주고 싶거든.
어떻게 하면 강한 사람이 될 수 있을지
엄마는 계속 고민 중이란다.

북치는 소년

어느 나라에 딸을 무척 사랑하는 왕이 있었어. 왕은 공주를 너무나 어여뻐여겨 공주가 하고 싶은 건 모두 할 수 있게 해 주었고, 정성으로 보살폈어. 그런데 어느 날, 심술궂은 마녀가 공주를 납치해. 그 이후로 왕은 시름이 깊어진단다.

"공주를 구하는 사람에게 금은보화를 잔뜩 주겠소!"

하지만 아무도 나서지 않았어. 왜냐하면 마녀가 사는 유리산으로 가려면 거인들이 사는 숲을 지나야 하거든. 거인들은 아주 무시무시했어. 사람들을 한입에 꿀꺽 잡아먹어 버렸단다.

"제가 공주님을 구하겠습니다!"

궁전 앞으로 목에 북을 맨 한 소년이 찾아왔어. 소년은 몸집도 아주 작고,

변변한 무기도 갖추지 않았어.

"저 애가 제 정신이 아닌 게 분명해."

"그러게 말이야. 쯧쯧, 금방 거인에게 잡아 먹히고 말 거야."

사람들은 다들 소년을 걱정했어. 하지만 소년은 아주 자신만만한 표정으로 자신이 공주를 구해 오겠다고 호언장담했지.

왕은 미심쩍었지만 지푸라기라도 잡는 심정으로 소년을 유리산으로 보냈어.

소년은 북을 들고 거인들이 사는 숲 앞에 도착했지. 그런데 이게 무슨 일이야? 숲 앞에 선 소년은 거인을 피해 숲을 지나갈 생각은 하지 않고, 둥둥둥 북을 치기 시작했어.

"거인들아, 나와라! 난 너희를 잡으러 온 사람이다!"

소년이 치는 북 소리에 거인들이 일어나기 시작했어.

"우리 단잠을 깨운 게 꼬맹이 너냐?"

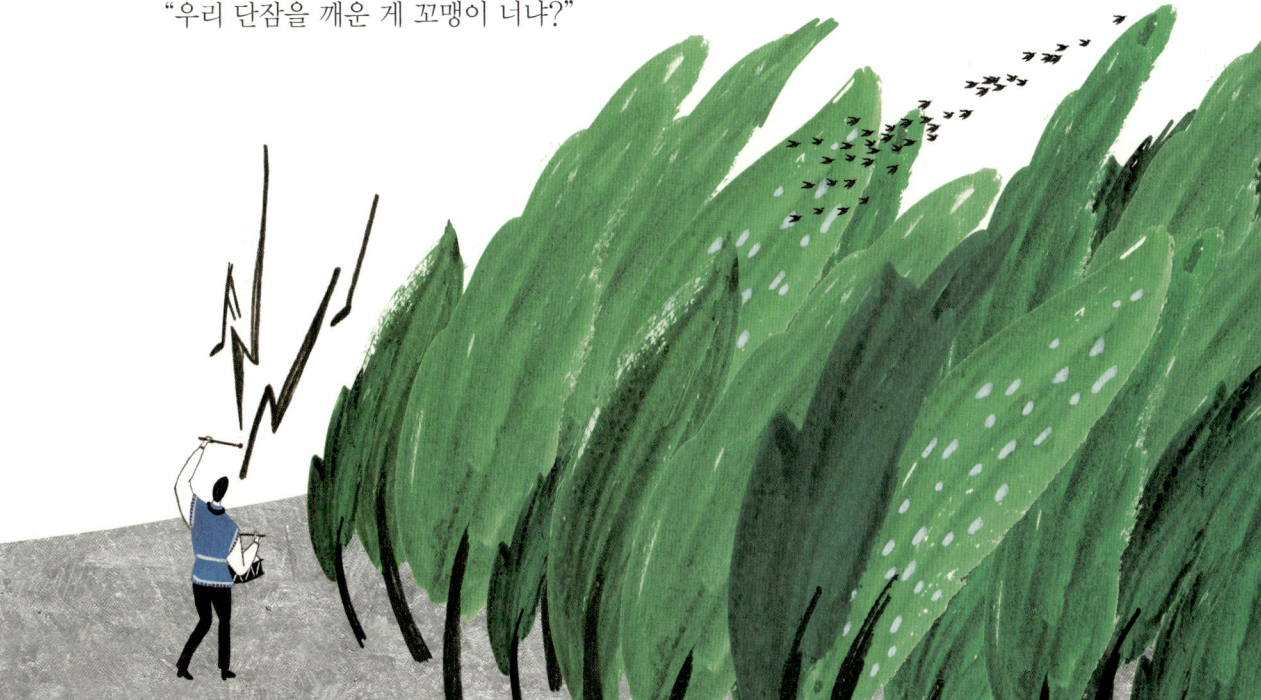

거인들을 본 소년은 겁먹지 않고 계속 북을 두드렸어.

북 소리는 아주아주 컸어. 새들도 놀라서 달아나고 숲속의 모든 동물이 숲을 버리고 갈 정도였어. 거인들의 귀가 찢어질 만큼 소리가 컸지.

그러자 아주 뜻밖의 일이 생겨. 거인들이 소년의 앞에 무릎을 꿇기 시작하는 거야. 이제까지 아무도 거인들을 위협하는 자가 없었거든. 그런데 거인들에게 큰 소리를 치는 사람을 만나니까 거인들이 겁을 먹은 거야.

"나를 유리산으로 데려가거라!"

소년은 거인들에게 명령했고, 거인 한 명이 일어나 소년을 어깨에 태운 후 유리산까지 데려다주었어.

유리산에 도착한 소년은 마녀를 만나. 하지만 공주는 보이지 않았어.

"공주는 어디 있느냐?"

마녀는 깔깔 웃으며 자기가 시키는 대로 하면 공주를 만나게 해 주겠다고 해. 소년은 그게 무슨 일이냐고 물었어.

"저 속에 뛰어들어 장작 하나를 가져오렴."

마녀가 가리킨 곳은 바로 난로였어. 마녀는 심술궂지만 절대 헛소리는 하지 않는 사람으로 유명해. 소년은 거리낌 없이 불 속으로 걸어 들어갔어. 그리고 장작 하나를 집어 든 후 다시 바깥으로 걸어 나왔어.

신기하게도 불은 소년의 머리털 하나도 태우지 않았고, 소년이 들고 있던 장작이 공주로 변하는 거야.

마녀는 불에서 걸어 나온 소년을 노려보았어. 정말로 소년이 불속으로 뛰어

들어갈 줄은 몰랐거든. 그때, 재빨리 소년이 마녀를 난로 쪽으로 밀어 버려.
마녀는 불에 타 버리고, 소년은 공주와 함께 왕궁으로 돌아온단다.

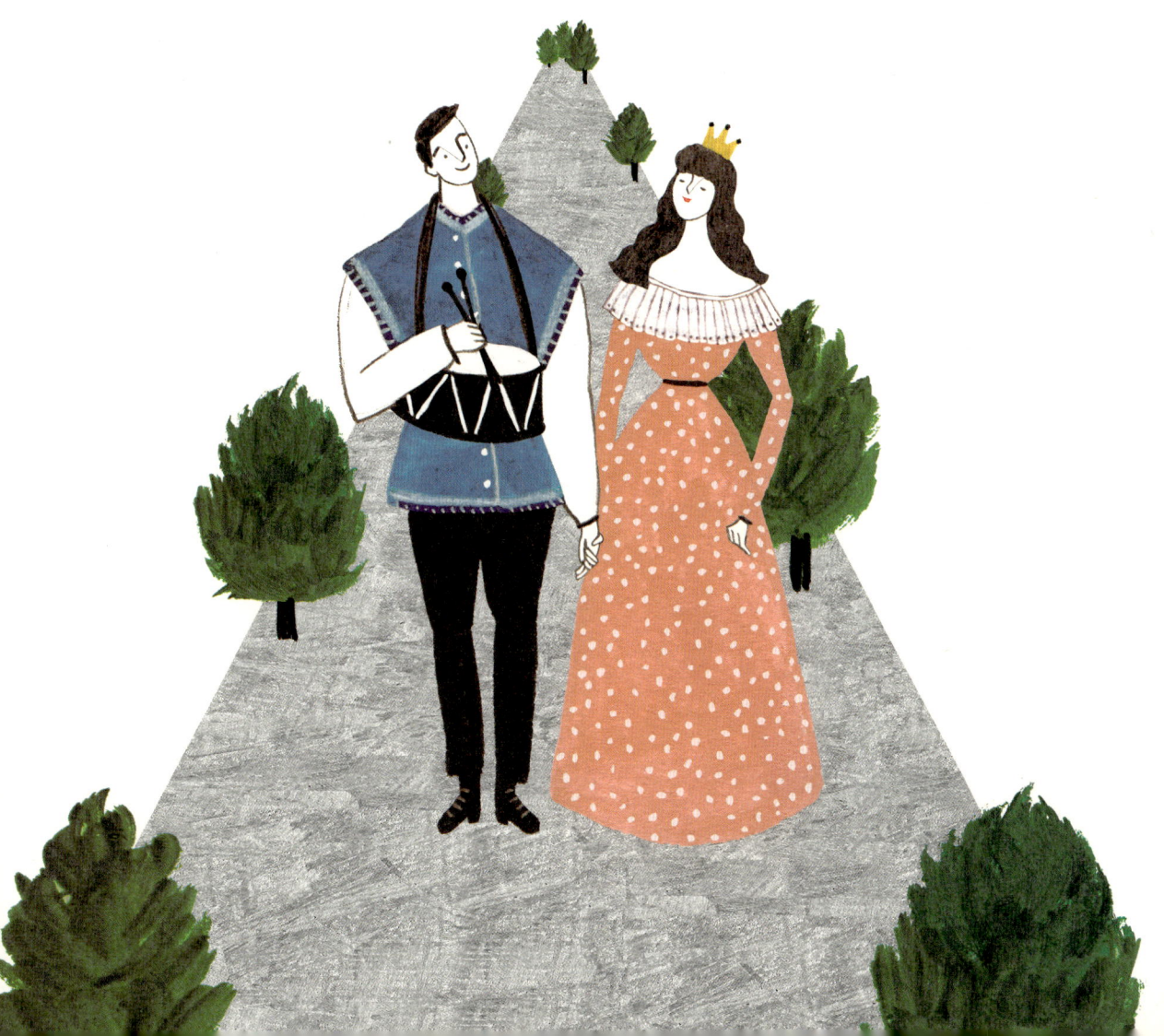

공주는 자신을 구해 준 멋진 소년에게 한눈에 반했고, 아버지인 왕에게 소년과 결혼하고 싶다고 말을 해. 그래서 소년과 공주는 결혼을 하여 행복하게 살았단다.

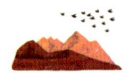

자신의 손가락 크기만 한 소년에게 겁먹은 거인이 너무 우습다고?
하하. 맞아. 하지만 소년은 비록 몸은 작았지만 거인보다 더 큰 기개를 가지고 있었어.
그렇기에 거인을 시종으로 삼을 수 있었던 거야.

용기가 이뤄 낸 기적

할 수 없어, 라고 말하면 정말 아무것도 할 수 없게 된단다.
하지만 할 수 있다고 말한다면 기적 같은 일이 생길 거야.

그레이스 달링

그레이스는 등대지기의 딸로 잉글랜드 북동부, 노섬벌랜드에서 아버지와 함께 살았어. 그 섬의 두 등대를 벗 삼아 어린 시절을 보냈지. 평소엔 얌전하고 말이 없지만 오빠들보다 보트를 잘 다루고 때론 밤에라도 혼자 등대로 올라갈 정도로 강단이 있는 아이였단다.

어느 날 새벽 그레이스가 잠을 자고 있는데, 사람들의 비명 소리가 들렸어. 그레이스는 불안한 마음에 얼른 눈을 떴지. 전날 밤 바다에 폭풍이 매우 심하게 쳤거든.

그레이스는 후다닥 일어나 아버지 방의 문을 두드렸어.

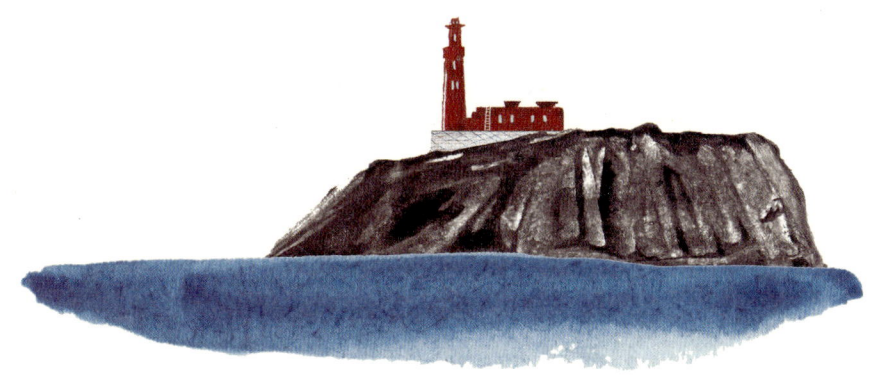

"아버지, 바다에 무슨 일이 생긴 것 같아요. 얼른 일어나 보세요."

그레이스의 부름에 아버지가 깨어났지. 서둘러 등대로 올라간 아버지와 그레이스는 바다를 유심히 살펴봤어.

아니나 다를까, 등대에서 멀리 떨어진 곳에 난파당한 배가 보였어. 암초에 충돌하여 두 동강이가 났던 거야. 반쪽은 바다 속으로 쓸려가고, 반쪽은 바위에 걸려 있었어. 다행히 바위에 걸린 배 위에는 선원들이 살아 있었어.

그레이스가 말했어.

"아버지, 우리가 저 사람들을 구해야 해요. 얼른 보트를 타고 가서 그들을 구해요."

하지만 아버지는 고개를 절레절레 저었지.

"그레이스, 소용없단다. 파도가 너무 세서 우리는 저기에 갈 수 없어."

오랜 세월 바닷가에 살았던 아버지는 거센 파도가 얼마나 위험한지 알고 있었어. 게다가 폭풍까지 불어 파도는 더 제멋대로였지.

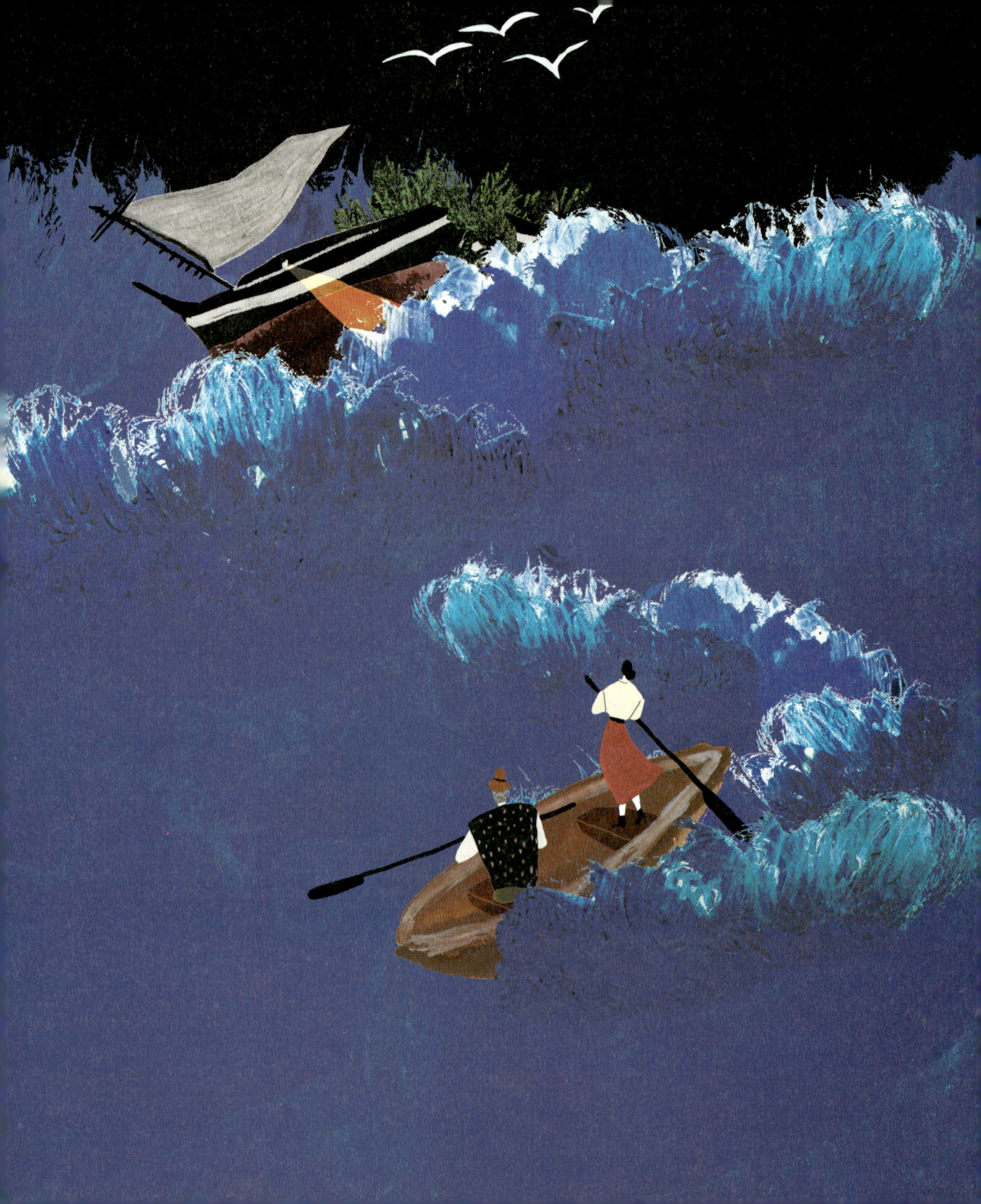

"그러면 여기에서 그냥 저들이 죽어가는 것을 지켜보자는 거예요? 안 돼요, 아버지. 우리가 저 사람들을 구해야 해요. 우린 보트가 있잖아요. 제발요."

그레이스는 계속 아버지를 졸랐어. 결국 아버지는 알겠다고 했어.

"보트가 있는 곳으로 가자꾸나."

그레이스와 아버지는 한쪽씩 노를 잡고 젓기 시작했어. 거센 파도를 뚫고 노를 젓는 일은 쉽지 않았어. 하지만 둘은 선원들을 살려야겠다는 생각만 했어. 비바람에 굴하지 않고 계속 노를 저었어.

마침내 그레이스와 아버지는 바위에 도달했어. 아버지가 난파선에 올라가서 사람들을 구출하는 동안, 그레이스는 배를 꽉 붙들고 있었지. 둘은 선원들을 보트에 태운 후 힘차게 노를 저어 다시 등대로 돌아왔어. 파도가 너무 거칠어 그레이스와 아버지까지 위험한 상황인데도 몇 번이나 되돌아가 남은 사람들을 모두 구했지.

그레이스는 부상 당한 선원들을 정성껏 치료해 주었어. 폭풍이 모두 사라질 때까지 그레이스는 그들을 아주 잘 돌봤어.

깨어난 선원들은 모두 그레이스와 아버지에게 감사를 표했어.

"정말 감사합니다. 두 분이 아니었다면 저희는 바다에 빠져 죽었을 거예요."

선원들은 백 번, 천 번 인사를 해도 부족한 심정이었어. 선원들의 감사인사를 듣던 아버지가 말했어.

"이건 모두 내 딸 그레이스 덕분이오. 그레이스가 아니었다면 나는 당신들을 구할 용기를 내지 못했을 거라오."

아버지는 그레이스를 보며 아주 흐뭇하게 웃었지.

시간이 흘러 그레이스가 세상을 떠났고, 마을 사람들은 그레이스의 무덤 앞에 기념비를 세웠어. 기념비는 바로 노를 들고 있는 그레이스의 형상이래. 영국의 시인 윌리엄 워즈워스는 그녀를 기리는 노래까지 만들었단다.

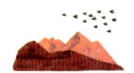

그레이스의 용기 덕분에 많은 사람들이 생명을 구할 수 있었어.
그레이스는 겁을 먹지 않고 사람들을 구했어.
그레이스의 용기가 거센 파도를 이길 수 있었던 거야.

나는 내가 지킬 거야

요즘 엄마는 씩씩해졌단 소리를 많이 들어.
모두 우리 아가 덕분이야.
너를 지켜야 한다는 생각을 하면 용기가 마구 샘솟아.

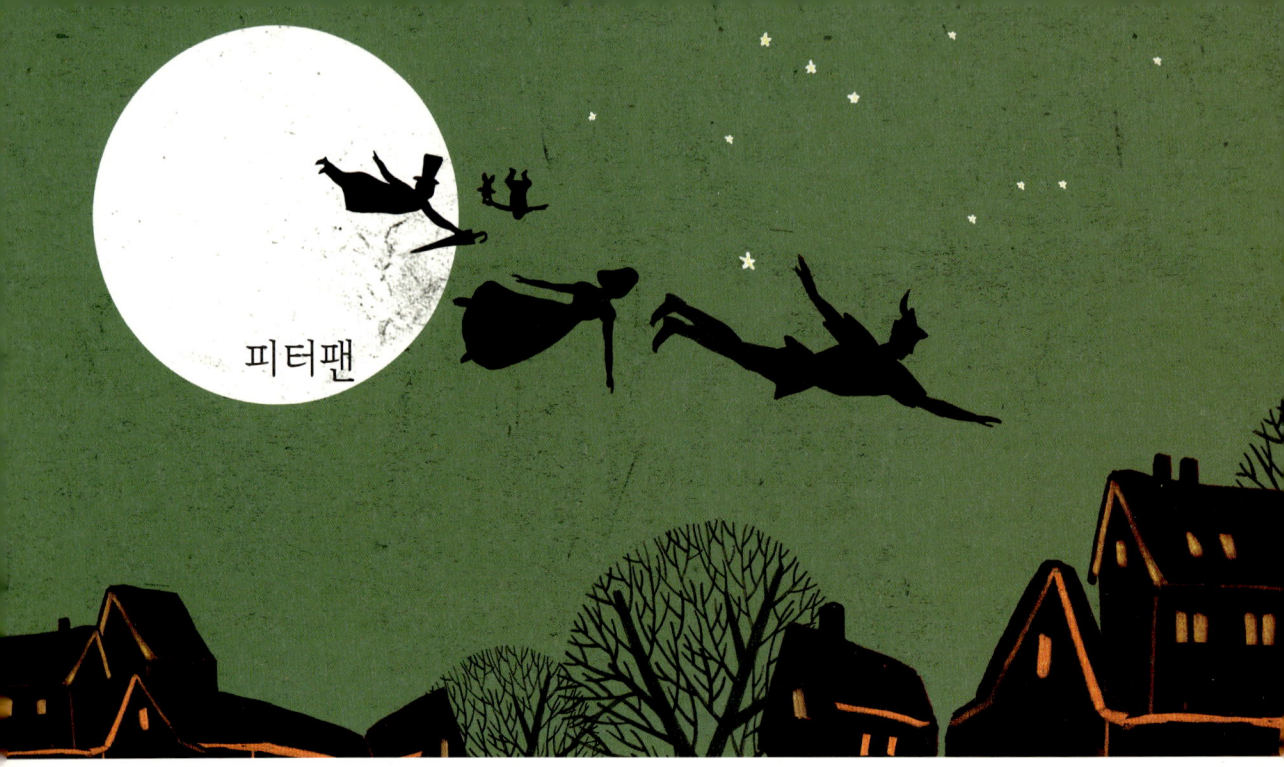

피터팬

'너의 친구 웬디는 내가 데리고 간다. 크크크.'

피터팬은 화가 나서 후크 선장이 남긴 쪽지를 구겨 버렸어.

웬디는 얼마 전에 피터팬이 인간 세상에 갔다가 데리고 온 친구야. 그림자를 잃어버린 피터팬이 돌아다니고 있는데, 친절하게 웬디가 피터팬의 그림자를 꿰매 주었거든. 그 보답으로 피터팬은 웬디와 웬디의 동생들을 데리고 네버랜드로 왔어.

후크 선장은 네버랜드의 주인이 되기 위해 피터팬을 없앨 계획을 하고 있었어. 피터팬을 유인하기 위해 웬디를 납치한 거야.

피터팬은 당장 후크 선장의 배로 쳐들어갔어.

"후크 선장! 당장 나와라! 피터팬이 왔다!"

잠시 후, 후크 선장이 나타나.

"내 친구 웬디와 동생들은 어디 있어? 내가 왔으니 당장 그들을 풀어 줘!"

후크 선장 뒤로 밧줄에 묶인 웬디와 동생들이 나타났어. 그 모습을 보자 피터팬은 더욱 화가 났지.

"이 아이들도, 너도 살아 돌아갈 수 없어. 왜냐고? 내가 너를 가만두지 않을 거니까!"

후크 선장은 칼을 빼들어 피터팬에게 휘두르기 시작했어. 피터팬도 후크 선장에 맞섰지.

챙챙챙.

둘의 칼싸움이 계속 됐어. 그러던 중, 후크 선장의 칼에 맞아 피터팬의 칼이 날아가 버렸지.

"넌 이제 죽은 목숨이다!"

후크 선장이 피터팬 앞으로 다가왔어. 그런데 어디선가 째깍째깍 시계 초침 소리가 들렸어. 후크 선장은 불안한 마음에 고개를 돌려 보았지. 뒤에는 바로 악어가 있었어. 바로 후크선장의 왼팔을 먹어 버렸던 그 악어야. 악어 뱃속에서 소리가 나는 이유는 후크 선장의 시계를 먹었기 때문이지.

"으아악~"

후크 선장은 악어를 피해 바다로 뛰어들었어. 그리고 악어도 활짝 웃으며 후크 선장이 빠진 바다로 들어갔지.

"우와! 피터팬 형 만세!"

웬디의 동생들이 소리쳤어. 피터팬은 얼른 웬디에게 달려갔고, 웬디와 동생들의 밧줄을 풀어 주었어.

피터팬은 웬디와 동생들을 무사히 런던 집으로 돌려보내 줘.

"잘 가. 피터팬. 우린 영원히 네버랜드를 잊지 못할 거야."

"형, 다음에 또 우리를 네버랜드에 데려다줘."

웬디와 동생들이 피터팬에게 인사를 했어.

"안녕! 잘 지내!"

피터팬은 아쉬움을 뒤로 하고 하늘로 붕 날아올랐어.

잠시 후 달에 피터팬이 날아가는 게 비쳤고, 웬디와 동생들은 하늘을 향해 피터팬이 보이지 않을 때까지 손을 계속계속 흔들었어.

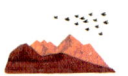

피터팬이 영원히 나이 들지 않는 건 네버랜드에 살기 때문만은 아닐 거야.

친구를 위해 두려움도 이겨 내는 멋진 용기를 가졌기 때문이 아닐까?

아가야, 겁내지 말고 당당하게 살아가렴.

넌 피터팬보다 더 멋진 아이가 될 수 있을 거야.

두려움에 맞서다

은방울꽃은 은방울을 닮아 그렇게 이름 붙여졌어.
새하얀 은방울꽃을 보면 달랑달랑 맑은 종소리가 날 것 같아.
그런데 은방울꽃에 슬픈 사연이 있대.

레오나드의 용기

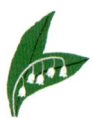

  옛날, 그리스에 아주 풍요로운 마을이 있었어. 햇볕이 좋아 농사가 아주 잘되어 먹을 것이 많았고, 나무가 많아 어디서든 누워 편하게 쉴 수 있었지.
  마을 한쪽에 커다란 우물이 있었어. 마을사람 모두가 마르지 않는 신비한 이 우물에서 물을 떠와서 마셨어. 마을은 아주 살기 좋았고, 사람들은 자신들이 살고 있는 이곳을 무척 사랑했어.
  그런데 어느 날, 이 마을에 아주 커다랗고 무서운 뱀이 나타나. 뱀은 우물 앞에 자리를 잡은 후 마을 사람들을 위협했어. 뱀이 우물 앞에 있으니 사람들은 우물에 물을 뜨러 갈 수 없었어. 물을 마시지 못하자 사람들은 하나둘씩 병에 걸렸지. 마을에서 물이 있는 곳은 오직 우물뿐이었거든.
  마을 사람들은 모여서 회의를 했어.

"더 이상 이렇게 지낼 순 없어요! 뱀을 잡읍시다!"

하지만 누구도 뱀을 잡겠다고 나서지 않았어. 다들 서로의 눈치만 봤지.

"저는 아이들이 아직 어려요."

"제가 없으면 저희 부모님을 모실 사람이 없어요."

"전 결혼한 지 이제 한 달밖에 안 되었다고요."

모두 이 핑계 저 핑계를 댔어. 결국 뱀을 잡으러 가겠다고 나서는 사람은 아무도 없었지.

바로 그때였어.

"제가 가겠습니다!"

이제 갓 스무 살이 된 청년 레오나드였어. 레오나드는 무척 용맹하고 선을 위해서라면 아무것도 두려워하지 않는 순수한 청년이었지. 그는 마을 사람들이 죽어 가는 것을 더 이상 두고만 볼 수 없었어. 그래서 누구도 나서지 않으니 자신이 가기로 마음먹었어.

레오나드는 단단히 무장을 한 후 우물 앞으로 갔어. 그곳에는 뱀이 혀를 날름거리며 있었지. 레오나드는 뱀과 사흘 밤낮을 싸웠어.

드디어 레오나드는 뱀을 해치웠어. 하지만 레오나드는 뱀과 싸우다가 그만 뱀에게 물려버렸어. 레오나드는 아픈 몸을 이끌면서도 마을로 돌아왔어.

마을 사람들이 돌아온 레오나드를 보고 소리쳤어.

"레오나드가 뱀을 이겼어!"

"레오나드 만세!"

레오나드는 마을 사람들 품으로 쓰러졌어. 그리고 눈을 감았지.

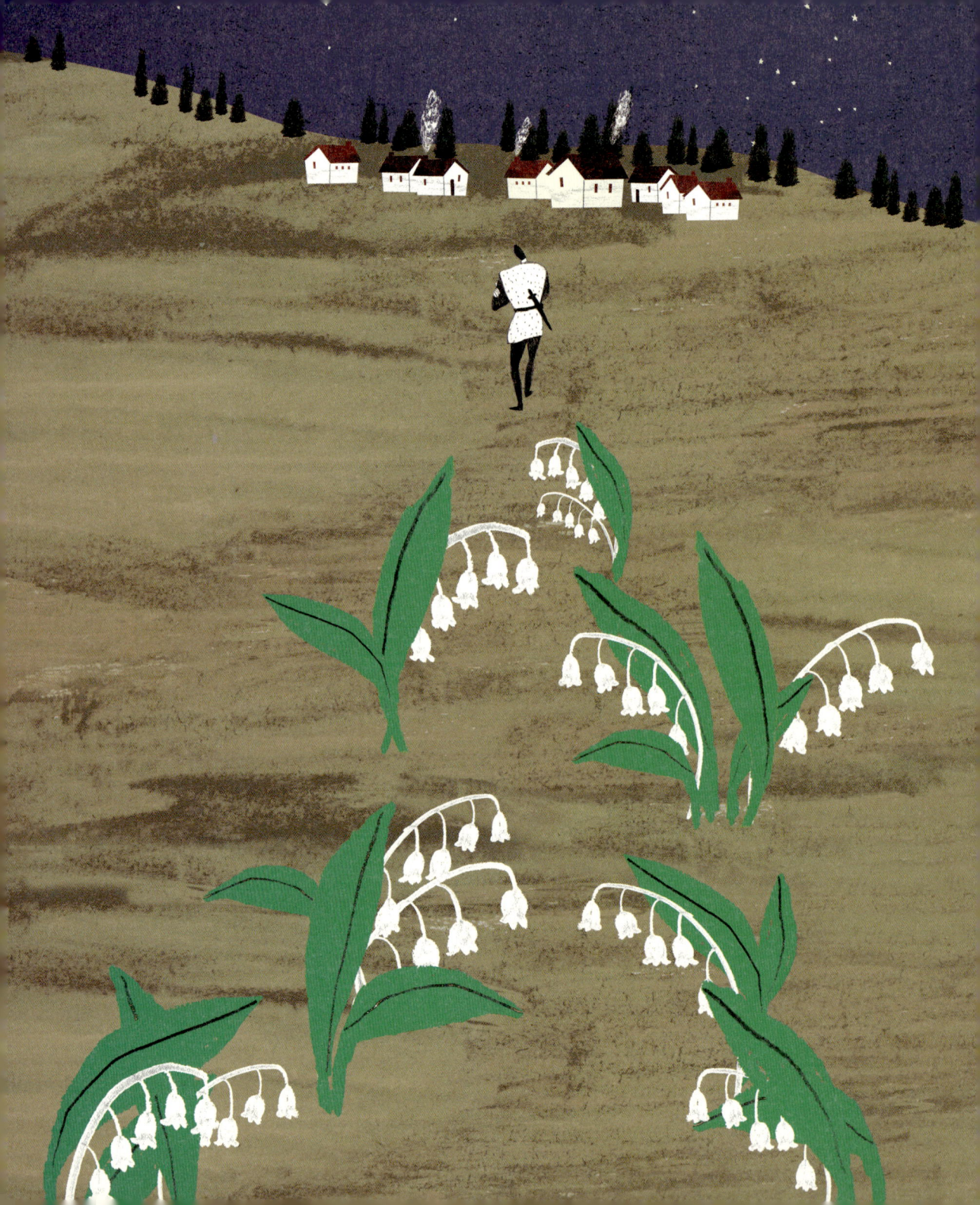

레오나드가 우물에서 마을까지 걸어오는 길에 레오나드의 피가 뚝뚝 떨어져 있었고, 그 위에 은방울꽃이 피어났어.
　마을 사람들은 레오나드의 희생을 진심으로 고마워하며, 그 꽃을 아주 잘 가꿨단다.

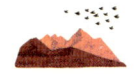

은방울꽃의 꽃말은 '다시 찾은 행복'이래.
레오나드의 용기 덕분에 마을 사람들은 행복을 다시 찾을 수 있었던 거야.
두려움에 지지 않는 레오나드의 용기가 너무 멋지지 않니?

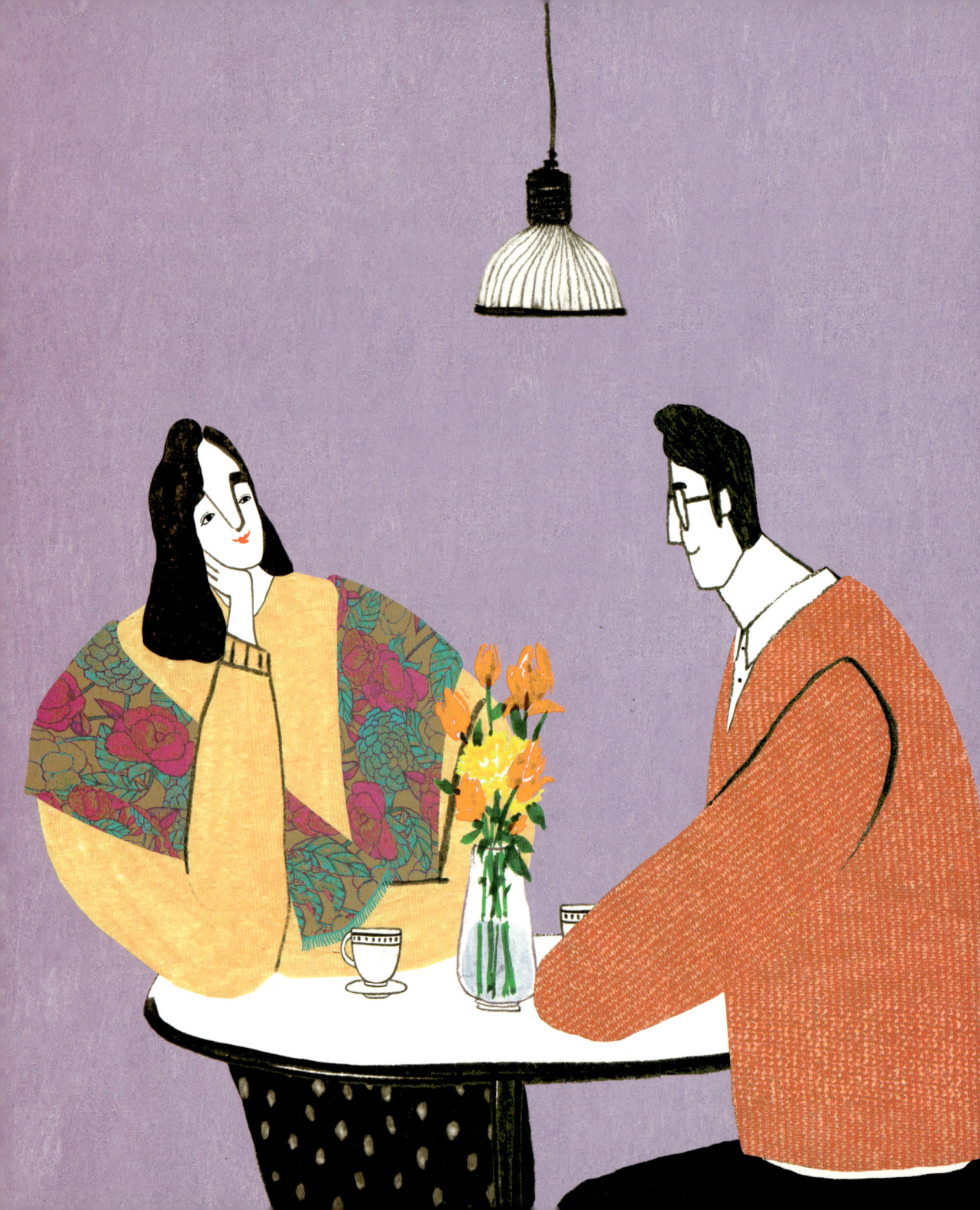

Chapter 5
작은 것에서 '희망'을 발견하고 진짜 행복을 아는 아이였으면 좋겠어.

사람은 무엇으로 살아갈까요? 왜 사는 걸까요?
가끔 이 질문들을 해봅니다. 대답하기 참 어려운 질문이죠. 하지만 가장 쉬운 질문이기도 해요. 사실 사람이 살아가는 이유는 딱 한 가지 때문인지도 몰라요.
바로 내가 더 행복해지기 위해서예요. 우리는 근본적인 이유를 종종 잊은 채 힘들다고 하소연을 해요. 이유를 모르면 힘들어질 수밖에 없어요.
아기를 낳는 이유도 분명 그럴 거예요. 아기에게도 그걸 알려줘야 해요. 인생을 살아가면서 행복을 찾고, 행복을 누리는 방법을 말이에요.
다른 사람과 비교만 하다 보면 결코 행복해질 수 없어요. 내 삶의 중심은 바로 나 자신이 되어야 해요. 내 인생은 내가 살아가는 거니까요.
이제 곧 아기가 태어나면 새로운 가족으로 거듭날 거예요.
아기와 함께 더욱 행복해지세요. 그리고 아기에게 말해 주세요.

"아가야, 너는 존재 자체만으로도 우리의 행복이란다. 엄마, 아빠와 함께 행복하게 살자."

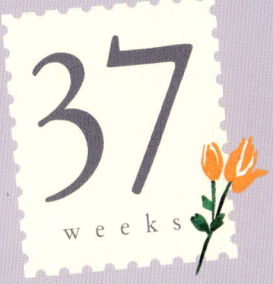

삶에는 좋은 일도, 나쁜 일도 있어

모든 일이 다 내 마음대로만 되면 얼마나 좋을까?
하지만 삶은 늘 뜻대로 되지만은 않아.
그렇다고 속상해할 필요는 없어. 뜻대로 되는 일도 분명 있거든.

새옹 이야기

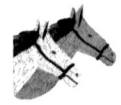

옛날에 새옹이라는 노인이 살았어. 하루는 그가 기르는 말이 도망을 쳐 버린 거야. 마을 사람들은 그를 위로했지.

"어휴, 어쩌면 좋아요. 잘 기른 말이 도망을 가다니."

하지만 새옹은 이것이 또 무슨 복이 될지 모른다며 괜찮다고 했어. 말만 그렇게 하는 게 아니라 새옹은 정말로 낙심하지 않았어.

몇 달이 지나고, 도망갔던 말이 또 다른 말을 한 마리 끌고 돌아왔어. 원래 있던 말 한 마리뿐만 아니라 새로운 말까지 왔으니 말이 두 마리가 된 거지. 게다가 데려온 말은 원래 있던 말보다 훨씬 더 좋은 말이었어. 마을 사람들은 새옹을 축하해 줬어.

"얼마나 좋겠어요. 한꺼번에 말이 두 마리나 생기다니. 정말 축하해요."

그런데 새옹은 별로 좋아하지 않는 거야.
"이것이 또 무슨 화가 될지 누가 알겠소?"
새옹이 마을 사람들에게 말했어. 마을 사람들은 새옹이 참 이상한 사람이라고 수군거렸지.
새옹의 아들은 말이 데려온 새로운 말을 아주 마음에 들어 했어. 아들은 말 타기를 좋아했거든. 어느 날, 아들이 새로운 말을 타고 밖에 나갔다가 말에서 떨어져 다리가 부러진 거야.
마을 사람들은 새옹을 위로했지. 하나밖에 없는 아들이 다리를 다쳤으니 새옹이 얼마나 속이 상했을까 싶었어. 사고로 아들은 평생 절룩거리는 다리를 갖고 살아야 했거든.

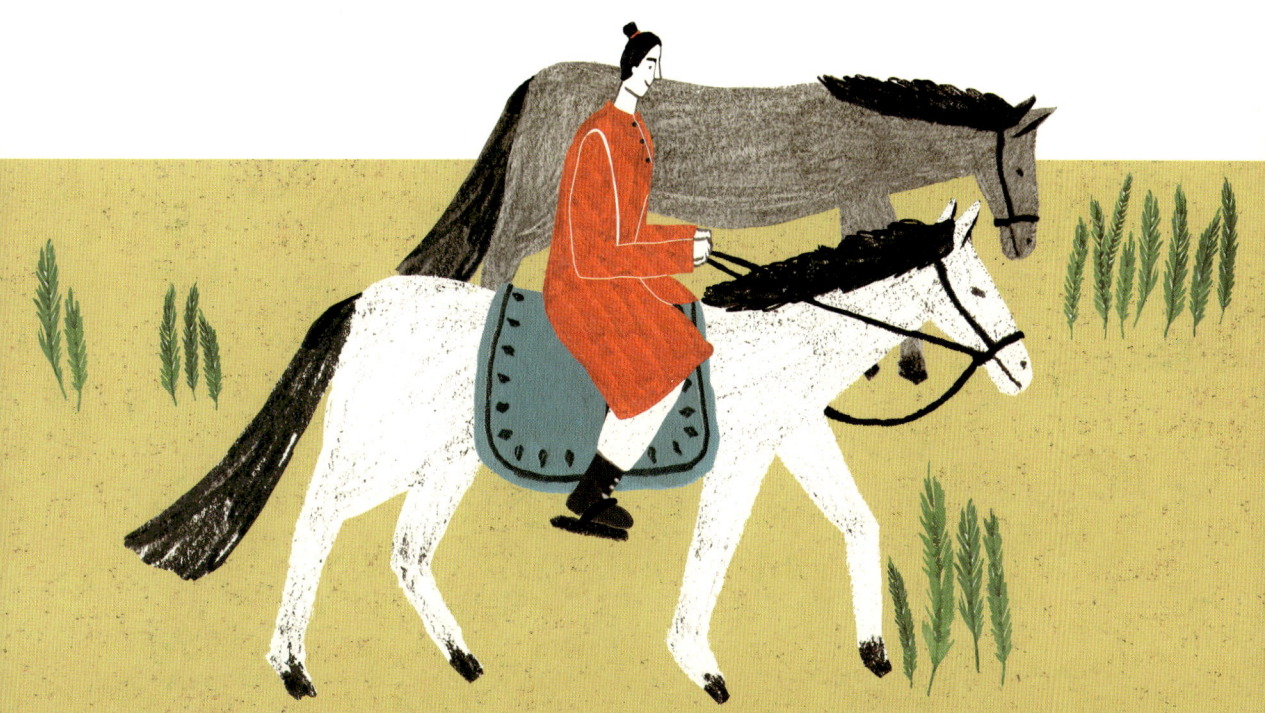

"괜찮소. 이것이 또 무슨 복이 될지 누가 알겠소?"
이번에도 새옹은 괜찮다며 태연하게 말했어.
일 년이 지나고, 새옹이 사는 마을에 오랑캐들이 쳐들어왔어. 젊은 남자들은 싸움터로 나가 오랑캐들과 싸워야 했고, 대부분 전사했어. 하지만 새옹의 아들은 다리가 아팠기 때문에 전쟁에 나가는 걸 피할 수 있었어. 새옹과 아들은 무사했단다.
그제야 마을 사람들은 새옹의 말을 이해할 수가 있었어.

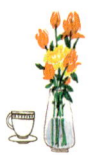

항상 좋기만 한 일도 없고, 항상 나쁘기만 한 일도 없단다.
인생에는 좋은 일도 있고, 나쁜 일도 있어. 그 모든 게 모여 하나의 인생을 이루는 거지.
그래서 살아가는 건 생각보다 더 재밌는 일이기도 해.
그러니 아가, 내일을 걱정하기보다 기대하는 삶을 살아라.

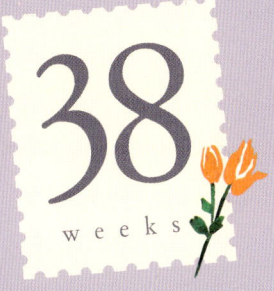

행복은 우리 곁에 있어

틸틸과 미틸 남매에게 요술쟁이 할머니가 찾아와 파랑새를 찾아달라고 해.
두 남매는 파랑새를 찾기 위해 길을 떠나지.
긴긴 모험을 했지만 남매는 파랑새를 찾지 못한 채 집으로 돌아와.
도대체 파랑새는 어디 있는 걸까?

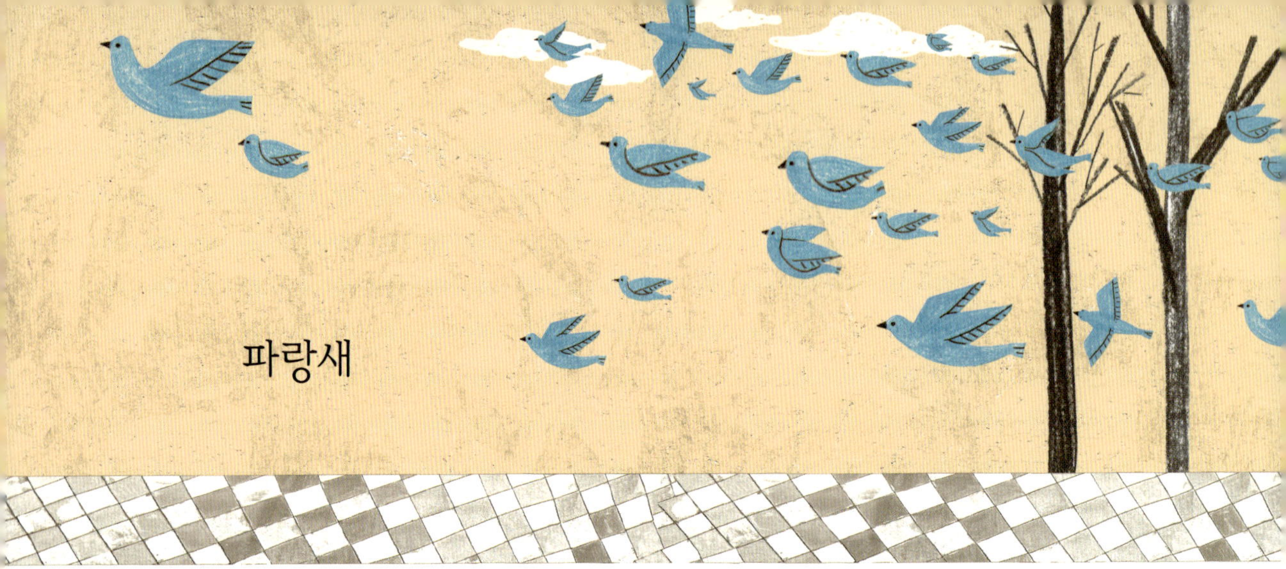

파랑새

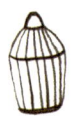

　틸틸과 미틸은 터벅터벅 걸어 집 앞에 도착했어. 둘은 몸에 기운이 하나도 없었어.
　"오빠, 결국 파랑새를 찾지 못했어."
　미틸이 잔뜩 실망한 채 말을 했어. 그동안 틸틸과 미틸은 파랑새를 찾기 위해 아주 많은 곳을 돌아다녔어. 두 남매는 집 앞에 주저앉았지. 너무 오랜 시간을 돌아다녔더니 남은 힘이 없었거든. 틸틸과 미틸은 고생을 많이 해서 얼굴 살이 쏘옥 빠졌어. 아마 지나가는 사람들이 둘을 봤다면 누군지 못 알아봤을 정도야.
　"그러게. 잘하면 잡을 수 있었는데."
　틸틸이 한숨을 쉬었어. 틸틸과 미틸은 파랑새를 잡을 뻔한 적도 있었어. 하지만 파랑새는 눈앞에서 도망쳐 버렸어. 또 한 번은 틸틸이 파랑새를 잡았는데, 색깔이

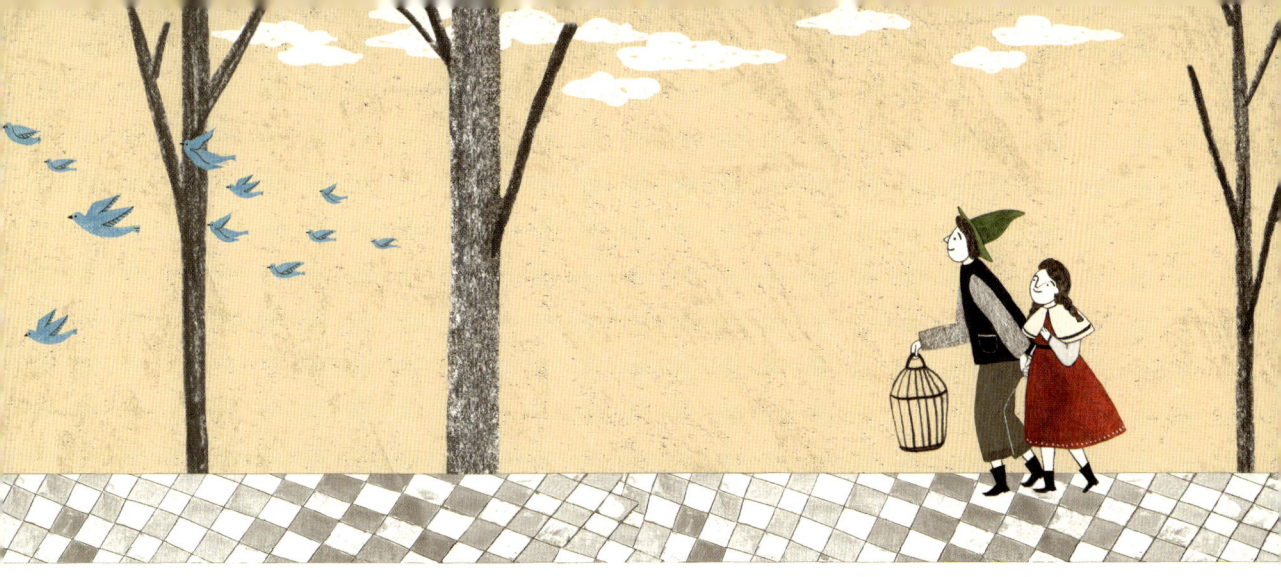

붉은 색으로 변하기도 했어. 틸틸이 잡은 새는 파랑새가 아니었어.

"도대체 파랑새는 어디 있는 거야?"

미틸이 울먹이며 말했어. 틸틸과 미틸은 파랑새를 꼭 찾고 싶었어. 그래서 요술쟁이 할머니의 아픈 손녀에게 가져다주고 싶었는데, 틸틸과 미틸은 파랑새를 놓친 일을 생각하면 너무나 속이 상하고 억울했어. 만약 조금만 더 노력을 했다면 파랑새를 잡을 수 있지 않을까 하는 생각도 들었어.

"울지 마, 미틸."

틸틸이 미틸을 안아 주었어. 틸틸은 미틸이 누구보다 힘이 들었을 거란 걸 알았거든. 미틸은 틸틸의 품에 안겨 한참을 울었어. 틸틸도 눈물이 났지만 오빠라서 꾹 참았어.

"오빠, 이제 그만 들어가자."

틸틸은 미틸을 부축해 주었어. 둘은 서로를 의지하여 집으로 들어왔지.

틸틸이 문을 걸고 있는데, "꺄악!" 하고 미틸이 소리치는 게 들렸어. 틸틸은 무슨 일이 생긴 걸까 싶어 얼른 여동생에게 달려갔어.

"무슨 일이야?"

"오빠, 저기. 저기."

미틸은 제대로 말을 하지 못한 채 손가락으로 벽 쪽을 가리키기만 했어. 그곳에는 새장이 있었어. 그리고 새장 속에는 새가 한 마리 들어 있었지.

"우리가 찾았던 파랑새야!"

미틸이 소리를 질렀어. 두 남매는 더 이상 말을 잇지 못했어. 남매가 그토록 찾던 파랑새는 바로 남매의 집에 있었던 거야.

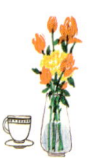

어렸을 때 풀밭에 가면 엄마는 네 잎 클로버 찾기 놀이를 했어.
네 잎 클로버의 꽃말은 '행운'이니까 네 잎 클로버를 찾지 못하면 실망을 했어.
운이 없다고 느껴졌거든. 그런데 나중에 알고 보니 세 잎 클로버의 꽃말이 행복이더라.
행운보다 더 중요한 건 행복이야. 아가야, 우리는 곁에 있는 행복을 소중히 여기며 살자.

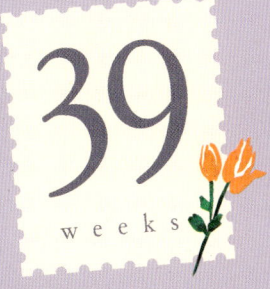

자신의 삶을 만족하는 사람이 되자

얼마 전 엄마는 감사 노트를 만들었어.
감사한 일들을 하루에 3개씩 노트에 적는 거야.
맛있는 음식을 먹어서 감사하고, 재밌는 책을 읽어서 감사해.
그중에서 제일 감사한 건
네가 하루하루 건강하게 자라고 있다는 사실이야.

매일 불평하는 남자

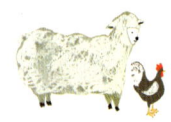

"나는 너무 불행해. 하나도 즐겁지 않아."

남자는 오늘도 불평을 했어. 남자의 집은 가난하고, 아이들은 많고, 아내와도 사이가 좋지 않았거든. 그러다 보니 매일 아이들에게 화를 내고, 아내와도 자주 싸웠어.

"도대체가 애들은 왜 조용히 할 줄을 모르는 거야!"

아이들이 재잘재잘 이야기하는 소리조차도 남자에게는 소음으로 들렸어.

"사는 게 도무지 재미가 없구나."

남자가 어김없이 불평을 하고 있는데, 지나가던 랍비가 그 말을 들었어.

랍비는 남자에게 물었지.

"무슨 일이 있으십니까?"

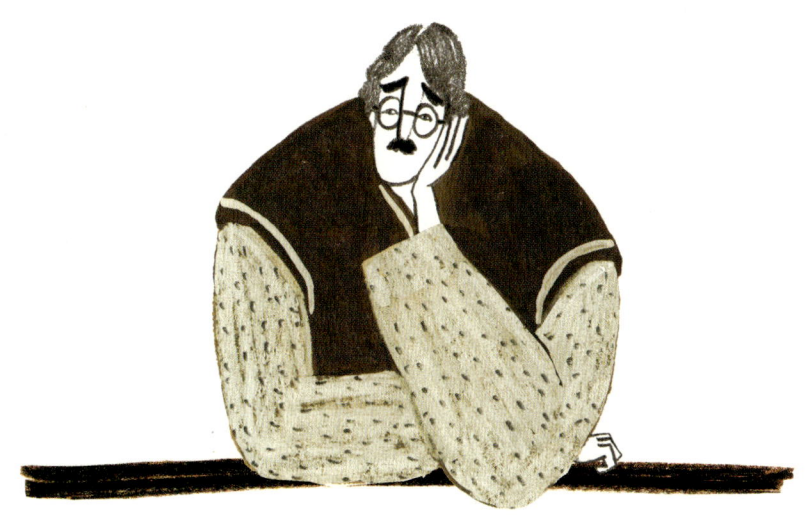

"에효, 저는 세상에서 가장 불행한 사람이에요."
"아니 왜 그렇게 생각하세요?"
"저희 집은 방이 딱 한 칸이에요. 그런 집에서 아이들 일곱 명과 저, 아내, 이렇게 아홉 명이 살고 있다니까요. 저는 집이 아주 끔찍하다고요. 어떻게 제가 불평을 하지 않을 수가 있겠어요?"

남자의 말을 들은 랍비는 잠시 생각했어. 그리고 남자에게 말을 했지.
"당신의 불만을 없앨 방법이 있어요. 내가 시키는 대로 해보실래요?"
남자는 밑져야 본전이라는 생각에 고개를 끄덕였어.
"혹시 집에 양이 있나요?"
"네. 있습니다."

"그러면 오늘부터 그 양을 방으로 데려와 함께 지내십시오."
"네? 사람 아홉 명이 지내기도 비좁은 방에 양을 데려오라고요?"
"제가 시키는 대로 하시기로 했잖아요."

남자는 끄응 소리를 낸 채 집으로 돌아갔어. 그리고 랍비가 시키는 대로 양을 방으로 데려와 함께 생활했지. 하지만 사흘 이상 버틸 수 없었어.

남자는 랍비를 찾아갔어.

"랍비님, 이렇게는 못 살겠어요. 랍비님이 시키는 대로 양을 집으로 들였습니다. 그런데 양까지 있으니 집이 더 좁아졌어요. 또 양이 얼마나 똥을 싸 대는지 몰라요. 아무리 치워도 집이 너무 지저분해요. 아주 힘들어 죽겠어요."

남자의 말이 끝나자 랍비가 말했어.

"집에 닭도 있나요?"
"네. 몇 마리 있어요."
"그러면 오늘부터 그 닭도 방에서 재우세요."

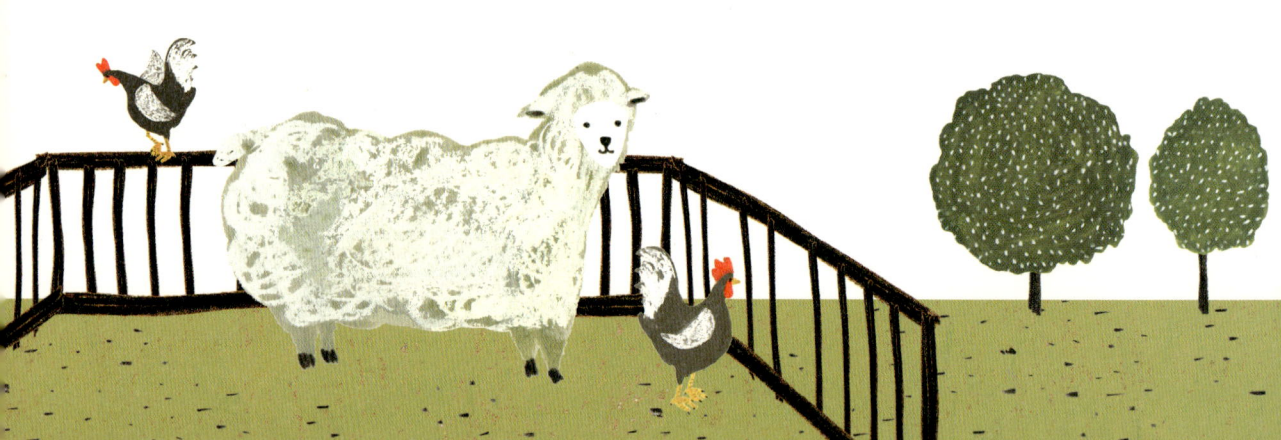

"닭까지요?"

남자는 랍비의 말이 의심쩍었지만 다시 한 번 랍비를 믿기로 했어. 남자는 집으로 돌아가 닭을 방에다 풀어놨지. 하지만 이번에는 하룻밤도 견딜 수가 없었어.

"랍비님! 도저히 못살겠어요. 좁은 방에 아홉 명의 사람과 양, 닭까지 지내다 보니 죽을 것 같아요. 이보다 더 끔찍한 건 없을 거예요!"

다시 랍비를 찾은 남자가 더 이상 참지 못하겠다며 소리쳤어. 랍비는 남자의 어깨를 손으로 툭툭 두드리며 말을 했지.

"그러면 오늘은 양과 닭을 내보낸 후 주무세요. 그리고 내일 다시 찾아오세요."

남자는 도대체 랍비가 왜 그러는지 이해하지 못한 채 집으로 돌아갔어.

다음 날, 남자가 랍비를 찾아왔어. 남자의 얼굴은 아주 편안해 보였어.

"랍비님, 어제는 랍비님이 시키는 대로 양과 닭을 내보내고 잠을 잤어요. 얼마나 좋은지 모르겠어요. 집이 꼭 천국 같았어요."

남자는 활짝 웃으며 말을 했지. 그러자 랍비가 말했어.

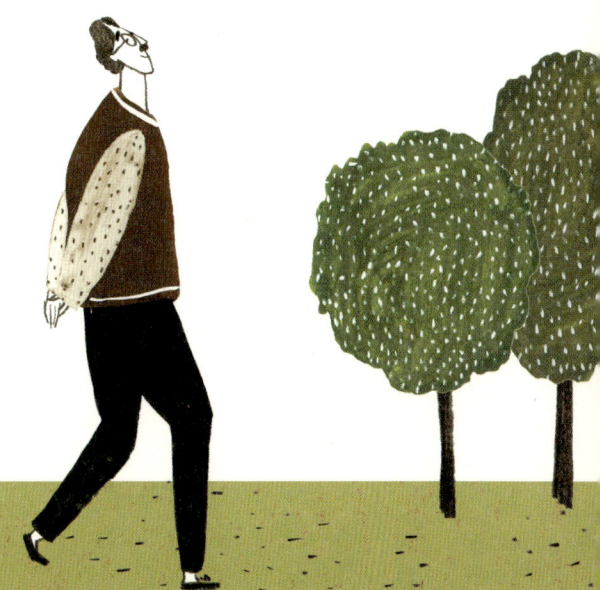

"행복도, 불행도 모두 당신의 마음속에서 비롯된 거랍니다."
 남자는 랍비의 말에 고개를 끄덕였어. 그런 후 랍비에게 감사하다는 인사를 하고 기쁜 마음으로 집으로 돌아갔단다.

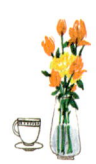

행복의 기준은 절대적인 게 아니야. 돈이 많고 넓은 집에 산다고 다 행복할까?
꼭 그렇지만은 않아. 돈이 적고 집이 좁아도 충분히 행복할 수 있어.
다른 사람을 부러워하며 스스로의 삶을 불행하다고 여긴다면
결코 행복해질 수 없을 거야.

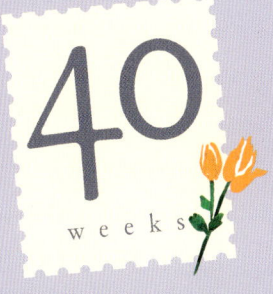

너의 존재 자체가 엄마, 아빠의 행복이란다

엄마와 아빠에게는 행복한 날이 많았어.
처음 만나 사랑에 빠졌던 날도 행복했고,
사람들의 축복을 받으며 결혼을 한 날도 행복했지.
그런데 가장 행복한 날은 바로
네가 우리에게 온 걸 알게 된 날이란다.

아기의 기쁨

−윌리엄 블레이크

"난 이름이 없어요,
나는 아직 태어난 지 이틀밖에 안 되었거든요."
그렇다면 너를 뭐라고 부르면 좋을까?
"난 행복이에요,
기쁨이 내 이름에 어울릴 거예요."
오오, 달콤한 기쁨이 네게 있어라!

귀여운 기쁨아!
갓 이틀 된 너는 달콤한 기쁨이야,
나는 너를 달콤한 기쁨이라 부를 거야.
아가야, 미소를 지어 보렴.
내가 너에게 노래를 불러 줄게.
오오, 달콤한 기쁨이 네게 있어라!

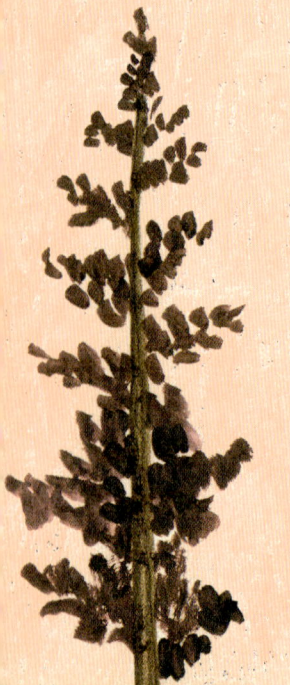

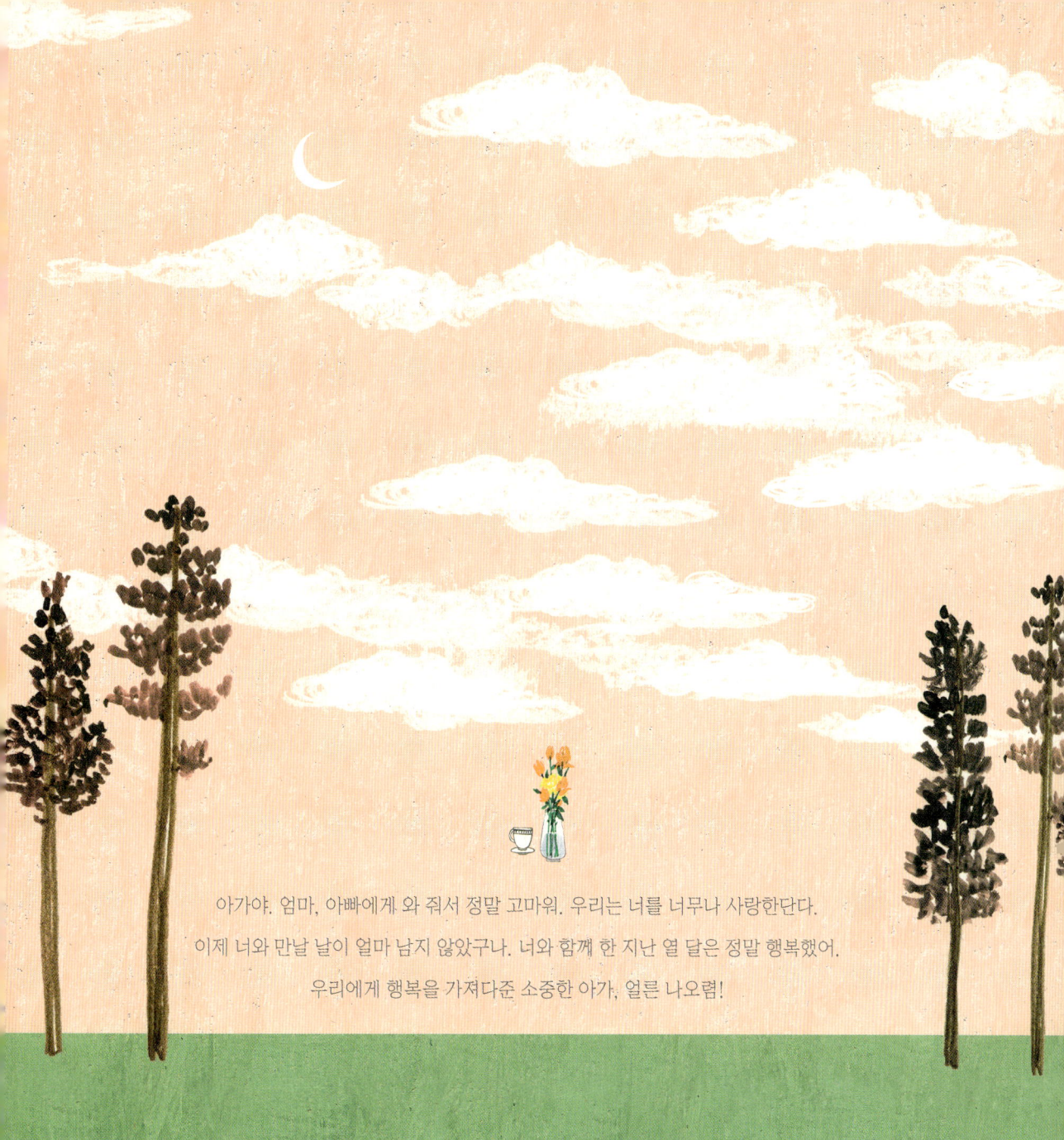

아가야. 엄마, 아빠에게 와 줘서 정말 고마워. 우리는 너를 너무나 사랑한단다.
이제 너와 만날 날이 얼마 남지 않았구나. 너와 함께 한 지난 열 달은 정말 행복했어.
우리에게 행복을 가져다준 소중한 아가, 얼른 나오렴!

글의 출처

Chapter 1. 몸도 마음도 '건강'한 아이였으면 좋겠어.
8주. 베푸는 게 나를 채우는 거야 : 레프 톨스토이 〈바보 이반〉
9주. 흔들리는 세상에서 소신을 가진다는 것 : 칼릴 지브란의 시 〈아이들에 대하여〉

Chapter 2. 나를 '사랑'하고 이웃을 사랑할 줄 아는 아이였으면 좋겠어.
13주. 나의 사랑하는 친구에게 : 요한나 슈피리 〈알프스 소녀 하이디〉
15주. 사랑이라는 묘약을 너에게 주고 싶어 : 조지 맥도널드 〈가벼운 공주〉
16주. 사랑하기 때문에 사랑하는 거야 : 한용운의 시 〈사랑하는 까닭〉
17주. 용서가 필요해 : 빅토르 위고 〈레 미제라블〉
18주. 나눌 줄 아는 마음을 줄게 : 방정환 〈만년샤쓰〉
19주. 널 사랑해서 모든 걸 줄 거야 : 기욤 아폴리네르의 시 〈선물〉

Chapter 3. 살아가면서 얻는 '지혜'의 소중함을 아는 아이라면 좋겠어.
21주. 언제나 맑은 정신으로 깨어 있길 : 한스 크리스티안 안데르센 〈완두콩 공주〉
28주. 기지가 필요해 : 샤를 페로 〈장화 신은 고양이〉

Chapter 4. 불의에 맞서는 '용기'를 가진, 멋진 아이였으면 좋겠어.
31주. 나는 포기하지 않아 : 에드가 A. 게스트 〈그만두지 마라〉
33주. 작다고 얕보지 마 : 그림형제 〈북치는 소년〉
35주. 나는 내가 지킬 거야 : 제임스 매튜 배리 〈피터팬〉

Chapter 5. 작은 것에서 '희망'을 발견하고 진짜 행복을 아는 아이였으면 좋겠어.
38주. 행복은 우리 곁에 있어 : 모리스 마테를링크 〈파랑새〉
40주. 너의 존재 자체가 엄마, 아빠의 행복이란다 : 윌리엄 블레이크의 시 〈아기의 기쁨〉

나머지 이야기는 우리나라를 비롯한 세계 여러 나라의 옛이야기,
신화, 탈무드 동화, 옛노래를 개작한 것입니다.